AF346778

# TRAITÉ

## DES

## BANDAGES

## ET

## APPAREILS.

# TRAITÉ

## DES
# BANDAGES
## ET
# APPAREILS

PROPRES A CHAQUE MALADIE,

*Par M.*** Chirurgien.*

## A PARIS, ruë Vieille-Bouclerie.

Chez { D'HOURY, pere, seul Imprimeur-Libraire de Monseigneur le Duc D'ORLEANS.
Et LAURENT D'HOURY, fils.

## M. D. CC. XLVI.

*Avec Approbation & Privilege du Roi.*

# PREFACE.

IL y a peu de Maladies en Chirurgie où l'on ne soit obligé d'appliquer un Appareil. On ne peut faire cette application sans suivre une méthode qu'on se soit avant prescrite, & qu'on se propose comme une regle pour toutes sortes d'Operations.

Hypocrate, Galien & plusieurs des anciens faisant d'assez longs détails sur cette partie de l'Art de guérir, semblent avoir voulu prouver qu'elle n'est pas en effet la moins utile, & quelques Auteurs modernes ont non-seulement écrit d'après eux, mais encore ils ont beaucoup augmenté cette matiere ; cependant, comme parmi tous ces différens Bandages il s'en trouve qui ne font que des répetitions, ou qui ne font plus d'usage, & dont la multitude n'est propre qu'à embarrasser les jeunes Etudians; j'ai crû

qu'un choix des Appa-
reils & Bandages les plus
uſités dans la Pratique de
la Chirurgie étoit ce qui
convient le mieux en les
décrivant tous ſelon l'ordre de leur application ,
& les expoſant autant
qu'il m'a été poſſible, de
la maniere la plus ſimple.

Cette partie de la
Chirurgie a tant de rap-
port avec toutes les au-
tres, qu'elle eſt une ſuite
néceſſaire de toutes les
Opérations, & qu'il im-
porte beaucoup de la
bien connoître. Souvent

le succès d'une Opéra-
tion dépend de l'applica-
tion du premier Appareil
ou des suivans. En effet
on sçait combien de fois
une Artere ouverte s'est
guérie par l'éxacte application du Bandage. L'Ap-
pareil, bien ou mal ap-
pliqué après l'Opération
de la Fistule à l'Anus &c.
décide souvent du sort
du malade. Je ne dis rien
des Fractures : tout le
monde sçait que le Ban-
dage est le seul remede
que l'on employe. Enfin,
il y a peu de Maladies en

Chirurgie où l'on ne fe
ferve de quelque Banda-
ge & Appareil : ce qui
prouve la nécessité de les
bien sçavoir.

Je divise ce Traité en
deux parties. Dans la pré-
miere, je parle des Ban-
dages & Appareils en
général. Et dans la se-
conde je traite de tous
en particulier, commen-
çant par les Appareils &
Bandages du Tronc, & fi-
nissant par ceux des Ex-
trémités. J'indique à peu
près la longueur & lar-
geur de la bande ou du

linge pour qu'ils se trou-
vent proportionnés à la
partie blessée, me con-
formant en tout aux meil-
leurs Auteurs, anciens &
modernes, aux Praticiens
les plus expérimentés.

Mais, comme un ex-
posé seul de ces Banda-
ges & Appareils ne suffit
point encore pour les
bien sçavoir, il est né-
cessaire d'avoir sur ce sujet certains principes
qu'on ne peut acquerir
que par la lecture, en les
voyant appliquer ou les
pratiquant soi-même.

Loin que je me per-
fuade que cet abrégé
fuffife pour tous les différens cas qui pourroient
arriver en Chirurgie ; je
fçais qu'il y en a plufieurs
que l'on ne fçauroit dé-
crire , & que le génie
feul du Chirurgien doit
lui fuggérer : ce qu'il fera avec d'autant plus de
facilité lorfqu'il aura pris
fur ce fujet une connoif-
fance néceffaire.

# TABLE
## DES MATIERES.



**A**ppareil en général, page 15
Amputations des Extrémités, leur Bandage & Apppareil, p.200
Amputations des doigts, Band. & App. 162
Amputation du bras dans l'article, Band. & App. 209
Amputation de la cuisse & de la jambe, Band. & App. 204
Aines, Band. & App. 116
Anevrisme, Band. & App. 145
Anus, Band. & App. 109
Archet, ce que c'est, 30
Atelles, ce que c'est, 27

### B

Bandage, sa définition, pag. 1
Bandage simple, 6

Bandage composé, 5
Bandage, ses conditions, 8
Bandage bien fait, 12
Baudage égal, 3
Bandage trop lache, 13
Bandage trop serré, ibid.
Bandage de Galien, 47
Bandeau, 32
Bec de Liévre, Band & App. 47
Bonnet d'Hypocrate, 50
Bourdonet, 17
Bources, Band. & App. 105
Bronchotomie, App. & Band. 88
Bubonocelle, App. & Band. 118
Brulures, Band. & App. 83

## C

Capeline simple à un Chef, 202
Capeline de la Tête, 50
Capeline à deux Chefs, 207
Cancer, Band. & App. 90
Cartons, ce que c'est, 27
Cataracte, Band. & App. 66
Castration, Band. & App. 108
Carpe, Frac. Band. & App. 152

xiv     TABLE

*Charpie, ce que c'est,*     16

*Cheveſtre ſimple,*     78

*Cheveſtre double,*     80

*Clavicule, Fract. Band & App.*     123

*Coccix, Band. & App.*     109

*Compreſſes, ce que c'eſt,*     21

*Côtes, leur Fract. Band. & App.*     98

*Couſſins, ce que c'eſt,*     29

*Croix de Malthe,*     20

*Cuiſſe, ſa Luxation, Band. & App.*     168

*Cuiſſe, ſa Fract. Band & App.*     183

### D

*Différence des Bandages.*     2

*Différence des Parties, où on les applique,*     23

*Définition des Compreſſes,*     21

*Définition des Lacs.*     23

*Diviſion des Bandages,*     6

*Diviſion de la Bande,*     7

*Diviſif du Col,*     83

*Drapeau, Band.*     69

*Doigts*

# DES MATIERES. xv

Doigts Luxés, Band. & Appareil,   157
Doloire, ce que c'est,   4
Doloire Bandage,   147
Doloire Bandage du Genou   182
Double T. pour les Maladies de l'Anus,   109
Double & Triple T.   41

## E

Echarpe, la grande,   164
Echarpe moyenne,   166
Echarpe petite,   167
Empiéme, Band. & App.   94
Emplâtre, ce que c'est,   20
Extrémités, leurs Band. & Appareil,   123
Extrémités, leur Fracture compliquée, Band. & App.   190

## F

Fanons, ce que c'est,   27
Figure des Bandages,   2
Fistule lacrimale, B. & App   67


e

xvj      TABLE

Fiſtule à l'Anus, Band. & Appareils.      112

Fracture des Côtes, Band. & Appareils,      98

Fracture de la Clavicule. Band. & Appareils,      123

Fracture du Bras, Band. & Appareils,      136

Fracture de l'Avant-Bras, Band. & Appareils,      148

Fracture des Os du Carpe, Band. & Appareils,      152

Fracture des Os du Nez, Band. & App.      69

Fracture & Luxation des doigts, Band. & App.      157

Feſſes, leurs Band. & App.      170

## G

Gantelet du pouce,      154

Gaſtroraphie, App & Band.      101

Glande parotide, Band. & Appareils,      37

Goutiere, ce que c'eſt, Band. & Appareil,      30

*Grand Couvre Chef,*    24
*Grand Contentif du Col,*    86

## H

*Hernies, leur Band. & App*   121
*Hyppocrate, son Bandage,*   50

## I

*Inégal Band.*    4
*Irrégulieres Comp.*    22

## K

*Kiastre, Band.*    177

## L

*Lacs, ce que c'est*    24
*Liens, ce que c'est?*    ibid
*Longuettes, ce que c'est,*    26.
*Luxation de l'Humerus, Band.*
   *& Appareil,*    132
*Luxation du Poignet, Band. &*
   *Appareil,*    149
*Luxation du Pouce, Band & Ap-*
   *pareil,*    154

Luxation du Pied, Band. & Appareil, 196
Luxation de Vertebres, Band. & & App. 100

M

Machoire inférieure, Band & Appareil, 76
Maladies des Bources, Band. & Appareil, 105
Maladie de la Verge, Band. & Appareil, 104
Meche, ce que c'est, 18
Mousse, ce que c'est, 5
Monoculus, Bandage, 67

O

Obtus, ce que c'est, 4
Œil simple, 61
Œil double, 63
Omoplate, Band. & App. 129

P

Palette, ce que c'est, 28

Panaris, Band. & App.     159
Paracentèse, Band. & App. 103
Paupieres, Band. & App.     59
Pelotte, ce que c'est,     29
Perinée, Band. & App.     109
Petit Couvre Chef,     45
Playes simples du Cuir chevelu,
    Band & App.     34
Playes Cutanées à plusieurs Ang.
    Band. & App.     39
Playes du Col, Band & Ap-
    pareil,     87
Playes simples en long, Band.
    & Appareil,     36
Plumaceaux,     16
Polype, Band. & App.     72


## R


Rampant, ce que c'est,     5
Renversé, ce que c'est,     ibid.
Rotule luxée, Band & Appa-
    reil,     173
Rotule, Fract. Band. & Appa-
    reil,     177

## S

Saignée du Bras, B. & App. 143
Saignée de la Jugulaire, Band.
   & Appareil, 86
Saignée du Pied, Band. & Appareil, 198
Saignée de la Salvatele, Band.
   & Appareil, 168
Seton, ce que c'est, 18
Sindon, ce que c'est, 19
Solaire, Bandage, 54
Scapulaire, ce que c'est, 93
Sternum, sa Fract. B. & App. 96
Suture entrecoupée à la Cuisse,
   Band. & Appareil, 170
Spica simple pour la Luxation du
   Bras, Band. & App. 133
Spica double des Haines, 122

## T

Taille, Oper. Band. & App. 113
Taloniere, ce que c'est 29
Tempon, ce que c'est, 19
Tendon d'Achille coupé, Band.
   & Appareil. 184

*Tente, ce que c'est,* 17
*Tibiale, ce que c'est,* 29
*Tourniquet,* 24
*Triangulaire, Band.* 116

## V

*Unies Compresses, ce que c'est,* 22
*Unissant, Band.* 36
*Verge, App. & Band.* 104
*Vertebres luxées, Appareil & Band.* 100

## FIN

---

## ERRATA.

L. *page* 14. *lig.* 5. *lisez* sucessivement.
*Page* 36. derniere *lig, lisez* suivant.
*Page* 15. *lig.* 6. *lisez* un des moyens.
*Page* 28. *lig.* 2 *lisez* une ficelle.
*Page* 30. *lig.* 18. *lisez* avant que de
*Page* 39. *lig.* 13. *lisez*, & qui soient coupés.
*Pag.* 41. *lig.* 1. *lisez*, du double & triple T.
*Pag.* 54. *lig.* 8. *lisez*, & les autres.
*Pag.* 54. *lig.* 6. *lisez*, quelquefois.
*Page* 61. *lig.* 1. *lisez*, par
*Page* 3. *lig.* 11. *lisez*, passe.
*Ibid. lig.* 12. *lisez*, au lieu de Corps, Col.
*Ibid. lig.* 17. *lisez*, est, pour c'est.
*Page* 124. *lig.* 11. sur un tiers, *ajoutez* aulne.
*Pag.* 153. *lig.* 20. *lisez*, au lieu de pelotte, palette.

TRAITE'

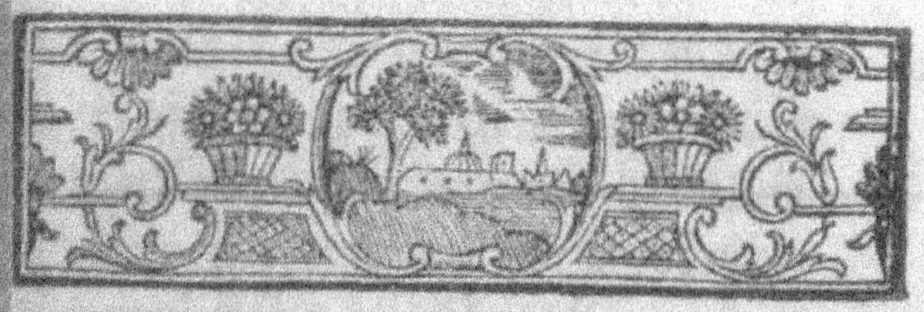

# TRAITÉ
## DES BANDAGES
## ET APPAREILS.

## *PREMIERE PARTIE.*

L E BANDAGE est l'application d'une ou plusieurs bandes autour de quelque partie blessée pour la conserver dans un état naturel, maintenir les compresses & les Médicamens qu'on y aura mis.

Définition du Bandage.

A

La bande est un lien de linge plus long que large, destiné à entourer quelque partie.

*Différences.*

Les Bandages diffèrent les uns des autres en plusieurs manieres ; premiérement, par leur matiere ; secondement, par leur figure ; troisiémement, par rapport aux parties sur lesquelles on les applique ; quatriememement, par leur usage.

*Matiere.*

A l'égard de leur matiere, les uns sont faits de toile ou de futaine, d'autres de peau, de bois & de métaux.

*Figure.*

Quant à leurs figures, il y en a de carrés, de triangulaires, de romboïdes, des longs, des courts, des étroits & des larges.

Eû égard aux diverses parties sur lesquelles on les applique, ils se divisent en communs & en propres; les communs sont ceux qui conviennent à plusieurs parties & à différentes Maladies. Les propres sont ainsi nommés, parce qu'ils ne conviennent qu'à une sorte de maladie, à une seule & même partie.

Par rapport à leur usage, on les appelle contentifs, unissans, incarnatifs, divisifs, expulsifs & compressifs.

On divise les Bandages en simples & en composés. Le simple se divise en égal & inégal.

L'égal est appellé circu-

Différen-<br>ces.

Division.

Egal.

A ij

laire, si la Bande est également tournée sur une partie , & si l'on n'apperçoit que le dernier tour.

Inégal.      L'inégal est celui dont les circonvolutions sont inégales & plus ou moins obliques. On le divise en quatre espèces connues sous le nom de Doloire , de Mousse ou Obtus , de Renversé & de Rempant.

Doloire.      Le Doloire se fait , lorsqu'un tour de Bande succédant à celui qui vient d'être appliqué , le laisse à découvert d'une quatriéme partie , du tiers ou de la moitié , ce qui donne lieu de le diviser en grand , en moyen & en petit.

L'Obtus      Le Mousse ou l'Obtus est

lorsque les tours de Bande ne couvrent qu'environ un quart des précedens ou qu'ils sont mis successivement, l'un à côté de l'autre. ou le Mousse.

Le Renversé se nomme ainsi, lorsque la Bande étant plus lâche d'un côté que de l'autre, & formant des godets, on est obligé de les renverser de bas en haut & de haut en bas. On peut alors le distinguer en Renversé ascendant & en Renversé descendant. Renversé.

Lorsqu'on fait monter ou descendre la Bande autour d'une partie, & qu'on lui fait prendre la forme d'une Spirale, les tours de Bande se nomment Rempans. Rempant.

On dit qu'un Bandage est Composé.

A iij

composé, lorsque plusieurs Bandes sont cousues les unes aux autres, ou qu'elles sont fendues en plusieurs chefs.

*Division.*  Les Bandages composés peuvent se diviser en Bandages composés simples & en Bandages composés figuratifs.

*Composé simple.*  Si les Bandes qni doivent former un Bandage, ne changent point leur figure naturelle, ainsi qu'on l'observe au Bandage en T, on le nomme Bandage composé simple.

*Composé figuratif.*  On donne le nom de Bandage composé figurarif à celui qui reçoit dans sa composition quelque piéce de linge coupée en différentes figures, ainsi que l'épervier, le triangle, le quadrangulaire, &c.

La Bande se divise en corps & en extrêmités. Par son corps, on entend son milieu ou son centre. Ses extrêmités sont les deux bouts qui terminent sa longueur. Ses bords sont les deux côtés de sa surface.

Division de la Bande.

Il y a deux sortes de Bandes : les unes sont Remedes par elles-mêmes ; telles sont celles qui servent aux fractures simples, à réunir les Playes, arrêter les Hémorragies : les autres ne sont que contentives, c'est-à-dire, qu'elles ne servent qu'à contenir les Médicamens.

A iv

Il est à propos de marquer ici les conditions nécessaires de la Bande. 1°. Il faut que sa longueur & sa largeur soit proportionnée à la grandeur & grosseur de la partie. 2°. Que le linge dont on se sert, soit autant qu'il se peut faire, de toile de chanvre. 3°. Que ce linge ne soit ni trop gros, ni trop fin, ni trop vieux, ni trop neuf, c'est-à-dire, qu'il soit demi usé. 4°. Il doit être coupé de droit fil suivant la longueur de la toile. 5°. Il ne doit point avoir d'ourlet ou de lisiere, ni de fil qui passe sur les côtés. 6°. Il faut qu'il soit propre, & s'il se peut blanc de lessive. 7°. Enfin que la Bande

foit roulée à un ou deux
chefs , & prête à être appliquée.

La Bande eft dite roulée
à un chef , lorſque com-
mençant à la rouler par un
bout on finit par l'autre. On
la nomme à deux globes ou
à deux chefs , quand elle eſt
roulée par les deux bouts à
la fois , ſoit également ſoit
inégalement.

La forme & la ſolidité
d'un Bandage dépendent
ſouvent de la poſition du
premier tour de la Bande.
Comme lorſqu'on commen-
ce de certains Bandages de
gauche à droite , quand ils
devroient être commencés
à gauche. Alors l'application devient toute différen-

te de celle qu'on s'étoit proposé de faire, & cette différence est quelquefois nuisible à la Maladie.

Il y a plusieurs choses à observer pendant & après l'application de la Bande. 1°. Le Malade doit être mis dans une situation la plus convenable à la partie souffrante; il faut que le Chirurgien soit le moins gêné qu'il se pourra pendant son Opération. 2°. Il doit appliquer la Bande, tantôt sur l'endroit malade, tantôt à l'opposite, à côté, & le plus promptement qu'il lui sera possible. 3°. Il ne faut pas qu'il serre ou qu'il laisse trop lâche la Bande, ni qu'il fasse des godets. 4°. Il

*Ce qu'on doit observer pendant & après l'application de la Bande.*

ne donnera point de fecouf-
fes à la partie, dans le tems
qu'il employera la Bande,
qu'il finira toujours à l'op-
pofite du mal.

A l'égard de la fituation
que l'on donnera à la partie, elle fera différente fuivant l'endroit de la maladie. Si les extrêmités fupé-
rieures font bleffées, & que
le Malade foit obligé de
garder le lit ; on mettra
toute la partie fur un oreiller, de forte que la main
foit plus élevée que le refte
du bras. Si au contraire,
cette même Maladie peut
permettre au malade de fe
lever ; ainfi qu'il eft poffi-
ble dans une fracture, &c.
On met le bras dans une

écharpe, qui fera différente felon l'endroit affecté.

Dans les bleffures des extrêmités inférieures, furtout dans les fractures, il eft néceffaire que le Malade foit dans fon lit, & la fituation de la partie doit être bien droite, le pied plus haut que le genou, celui-ci plus que l'aîne, le tout pofé fur des oreillers & affuré de tous côtés.

Comment on connoît que le Bandage eft bien fait aux extrémités.

Quand après l'application du Bandage il furvient au-deffous une petite Tumeur d'une tenfion médiocre & d'une chaleur modérée, & que l'impreffion du doigt s'y fait avec facilité & fans douleur, ces circonftances dénotent que le Bandage est bien fait.

On s'apperçoit que les Bandes sont trop serrées, tant à la main qu'au pied, par une Tumeur dure, froide, douloureuse, & plombée, quelquefois mê- me accompagnée de Phli- tenes ; il faut alors les re- lâcher.

Bandage trop serré.

Si quelque tems après que le Bandage est appliqué, il ne se fait aucun gonflement ou au pied ou à la main, si le Malade sent des pico- temens à l'endroit de la fra- cture, & que les parties soient trop à leur aise, il est aisé de juger que le Ban- dage est trop lâche, & il faut le défaire pour le ser- rer davantage.

Bandage trop lâche.

Le Chirurgien doit avoir attention, en défaisant le Bandage, de ne point laisser traîner la Bande, en la recevant successivemente de l'une & de l'autre main. Si elle est trop collée sur elle-même & sur les autres parties de l'Appareil, alors pour ne pas donner quelque secousse, qui pourroit non-seulement exciter de la douleur, mais donner occasion aux parties de se déranger, on humecte le Bandage d'une liqueur convenable.

Après avoir donné l'idée générale de la méthode des Bandages, nous allons parler dans le même ordre des différentes parties dont les Appareils sont composés.

Le mot d'Appareil se peut prendre en deux manieres, sçavoir dans une significa-tion générale & dans une signification particuliere.

Appareil en général si-gnifie les différentes pièces qui servent à faire une Opé-ration ou à être appliquées sur une partie ; comme sont les Instrumens , les Médi-camens , les Compresses , les Bandes , &c.

L'Appareil proprement dit , est tout ce qui s'ap-plique sur les parties ex-ternes , soit qu'on ait fait quelque Opération ou non. excepté les Bandes qui , lorsqu'elles sont appliquées, ont le nom de Bandage.

Les parties qui composent l'Appareil en particulier, sont connuës sous les noms de Charpie, de Plumaceau, Bourdonnet, Tente, Méche, Séton, Syndon, Tampon, Emplâtre, Croix de Malthe, Compresse, Lacs, Liens, Tourniquets, Longuettes, Atelles, Cartons, Fanons, faux Fanons, Palettes, Semelles, Pelottes, Couffins, Talonieres, Tibiales, &c.

Ce que c'est que Charpie.

La Charpie est un amas de plusieurs Filamens que l'on a tirés de quelques morceaux de linge à demi usé, qui ne doit être ni gros ni fin.

Plumaceaux.

On nomme **Plumaceaux**, un

un arrangement particulier
de plusieurs brins de Charpie, qui se fait beaucoup
plus large qu'épais, en rond
ou en ovale, & qui est propre à être mis dans une
Playe, ou à la couvrir. Il
y en a de trois espèces, sçavoir, de grands, de moyens
& de petits.

*Bourdon-*
*net.*

Bourdonnet est un petit
rouleau de Charpie, de figure oblongue, mais plus
épais que large, destiné à
remplir une Playe : on l'entoure quelquefois d'un fil,
& se nomme alors Bour-
donnet lié.

*Tentes.*

Nous appellons Tentes
des rouleaux de figure cy-
lindrique, faits d'un morceau de linge éfilé par les

B

bords ſes plus étroits ou de pluſieurs brins de Charpie liés enſemble en forme de Pyramide. On en fait de vrayes & de fauſſes.

*Fauſſes Tentes.* Les fauſſes Tentes ſervent ordinairement à eſſuyer ou abſorber le Pus ou quelque liqueur épanchée dans une cavité.

*Uſage des vrayes Tentes.* Les autres ſont propres à remplir quelque ouverture, comme dans les Playes de la Poitrine, les Fiſtules à l'Anus, &c.

*Mêche.* Le nom de Mêche ſe donne à un petit rouleau fait de linge ou de Charpie, lequel eſt mollet, & tient ſouvent lieu de Tente.

*Séton.* On appelle Séton une petite Bandelette enduite de

quelque Médicament, que l'on fait passer au travers d'une partie afin de maintenir un canal pour l'écoulement du Pus ou quelqu'autre liquide.

Le Syndon est fait de plusieurs petits brins de Charpie, liés par le milieu avec un fil, éparpillés en rond, ou bien d'un linge de figure ronde, dont le diamêtre soit d'environ douze lignes, par le milieu duquel on passe un fil afin de le pouvoir retirer quand on le juge à propos. On l'applique sur la Dure-Mere après le Trépan.

Quelques-uns nomment Tampon un ou deux petits Plumaceaux épais, ronds,

Syndon.

Tampon.

aſſez fermes & propres à boucher exactement une ouverture faite au Crâne par un Trépan ou acciden- tel ou artificiel.

*Emplâtres.* Les Emplâtres ſont des morceaux de linge , de ta- fetas ou de peau , couverts de quelque matiere empla- ſtique. On les employe or- dinairement ſur les Tu- meurs , les Playes , les Ul- ceres , &c. Il y en a de dif- férentes grandeur & figure.

*Croix de Malthe.* La Croix de Malthe n'eſt autre choſe qu'un morceau de linge carré , ſimple ou double , coupé par les qua- tre angles à une certaine di- ſtance de ſon centre : elle ſert principalement à couvrir quelque extrêmité.

On entend par Compres- Compresses des morceaux de linge ses.
plus ou moins grands destinés à être placés fur une
partie offenſée , ſoit pour
y contenir les Médicamens,
y remplir les vuides , ſervir
d'appui aux Bandes , ſoit
pour comprimer quelque
partie molle ou dure.

Les conditions requiſes Condi-
pour que les Compreſſes tions.
ſoient bonnes , ſont les mêmes que celles qu'on a preſ-
crites cy-deſſus pour les
Bandes ; c'eſt-à-dire qu'il
faut qu'elles ſoient de linge
à demi uſé , ſans ourlet , ni
liziére

Il y a deux ſortes de Com- Diviſion.

presses, de simples & de composées.

Les simples sont celles qui ne sont faites que d'un seul lais de linge, telles que sont les premieres Compresses dont on se sert pour les fractures simples de la Jambe ou du Bras.

Les Composées. Les composées sont de deux sortes, unies ou irrégulieres.

Unies. Les composées unies sont ployées également : elles sont de différente figure & de diverse grandeur. Les irrégulieres, ou graduées sont égales ou inégales.

Irrégulieres ou Graduées. Les égales sont celles qui étant de différente grandeur & par degrés, s'appli-

quent les unes sur les autres, commençant par les
plus étroites. Celles qu'on
nomme Graduées inégales,
sont faites d'une seule piece
de linge, qui étant ployée
plusieurs fois sur elle-même,
se trouve plus épaisse d'un
côté que de l'autre. Ces sortes de Compresses ne s'employent qu'avec les Bandages expulsifs, ou dans de
certaines fractures.

Les Lacs sont des espe-    Défini-
ces de Bandes, plus ou    tion des
moins longues faites de lai-    Lacs.
ne, de soye ou de fil, de-
stinées à fixer quelque partie, ou à faire quelque ex-
tension.

On les divise en égaux &    Division.
inégaux. Les premiers ser-

vent à tirer également une partie ou fixer à la fois deux parties égales. Les inégaux font plus longs d'un côté que de l'autre. Ils servent à employer plus de force du côté qu'ils font le plus longs.

Noms dif-
férens.

Les Lacs ont reçû divers noms, suivant leur Inventeur ou leurs usages. Suivant ces différences, ils font appellés l'Herculien, le Chiaste, le Nautonnier, &c.

Liens de
deux for-
tes.

Les Liens font des Bandelettes de toile ou de ruban, qui servent à lier les Cartons, les Fanons, &c.

On peut encore mettre au nombre des Liens plusieurs brins de fil rassemblés

&

& cirés avec lesquels on fait
la ligature de quelque vaisseau , ou l'on coût une
Playe.

On appelle Tourniquet Tourni-
les moyens dont on se sert quets.
pour faire une forte com-
pression autour d'une partie , soit pour diminuer la
vélocité du Sang , ou pour
l'arrêter entierement.

Il y en a de deux sortes : Premier
le premier se fait avec une Tourni-
Compresse fort épaisse , lar- quet.
ge de 4. travers de doigts
en carré que l'on place sur le
trajet de l'Artere qui doit ê-
tre comprimée. Sur cette
Compresse , on met une autre Circulaire , & un lien assez lâche qui doit faire deux
tours, sous laquelle on glisse

C

un Carton coupé en ovale,
ou un morceau de corne de
la même figure ; & enfin formant une anfe à ce Lien,
on y paffe un morceau de
bois rond & long, que l'on
nomme Garot, on le tour-
ne autant de fois qu'il le
faut pour la compreffion
que l'on veut faire.

Second Tourniquet proprement dit.

Le fecond Tourniquet
proprement dit, & dont
l'invention eft dûë au célé-
bre M. Petit, eft compofé
de deux Plaques, d'une
vis de bois ou de cuivre,
d'une efpèce de courroye
de peau, d'un Couffin &
d'une Pelotte mobile.

Longuettes.

On nomme Longuettes
de petites Compreffes de
linge un peu épaiffe, lon-

gues de huit ou dix pou-
ces & larges de deux doigts
qui font propres à plufieurs
fractures.

Les Atelles font des pie- Atelles.
ces de carton ou de bois
minces , larges pour l'ordinaire de deux doigts , &
longues d'un demi pied.

On appelle Cartons des Cartons.
pieces taillées dans cette
même matiere , larges or-
dinairement de fix pouces,
& longues de huit ou dix.
On s'en fert quelquefois
pour les fractures fimples
des extrêmités, & furtout
de celles du Bras.

Les Fanons font de petits Fanons.
Cylindres faits de paille,
au milieu defquels quel-
ques-uns mettent une ba-

C ij

guette de bois souple. On les lie avec la ficelle , & on les entourre d'une grande serviete par ses deux côtés les plus étroits. Ils sont très-propres pour concourir à maintenir les fractures dans leur situation.

Faux Fanons.

Les faux Fanons se font avec une serviete en plusieurs doubles, en deux rouleaux ployés à plat dans lesquels on met quelquefois des étoupes ou du linge, on ne s'en sert que lorsqu'on ne veut comprimer une partie que par de certains côtés.

La Palette & la Semelle.

La Palette & la Semelle sont des morceaux de bois, ou de carton, ou de fer-blanc, destinés à donner à la main ou au pied une situation convenable.

La Pelotte est un petit La Pelotte. globe de linge ou de charpie, qui se met à l'orifice
de quelque playe ou dans la
main du Malade.

Les Coussins sont de pe- Coussins. tits sachets remplis de co-
ton ou de plumes, ou des
Compresses fort épaisses placées entre les Fanons & la
partie malade.

La Talonniere n'est autre Taloniere. chose qu'une Compresse en-
tortillée & roulée sur elle-
même, formant un creux
dans son milieu, propre à
être mise sous le Talon dans
certaines fractures.

On entend par Tibiale La Tibiale. une Compresse large de
deux pouces & longue d'un

pied & demi. Son uſage eſt pour la fracture de la Jambe.

Les Goutieres ſont des eſpèces de demi Cylindres concaves, de fer-blanc, ou d'écorce d'arbre, ou de carton pour loger le Bras ou la Jambe.

Archet eſt un demi cerceau de bois, large d'un pied ou environ, qui ſert à élever la couverture & les draps, pour qu'ils ne portent point ſur la partie malade.

On doit obſerver que l'Appareil ſoit tout prêt avant de commencer l'Opération, que toutes les parties ſoient rangées ſur un plat ou autre choſe ſemblable, ſuivant l'ordre dans

lequel elles doivent être appliquées , de sorte qu'elles
se présentent d'elles - mêmes.

Quand le jeune Chirur-
gien sera obligé d'appli-
quer un Bandage qu'il faudra faire passer sous les
Aisselles , il aura soin d'en
garnir la cavité de charpie
ou de linge mollet ; ce qui
non-seulement épargne de
la douleur au Malalade ,
mais rend encore l'application plus exacte.

*Fin de la premiere Partie.*

# TRAITÉ
## DES BANDAGES
## ET APPAREILS
### EN PARTICULIER.

## *SECONDE PARTIE.*

NOus commence-rons par le Banda-ge qui fert pour les Plaies du Front , bornées aux Tégumens , & qui font regardées comme fimples , donnant la préféren-ce au Bandeau.

Le Bandeau eft du nom-

bre de ceux dont on doit se
servir d'autant plus volon-
tiers qu'ils sont plus aisés à
faire. Son Appareil consiste, lorsqu'il y a Plaie, en
un ou deux petits Pluma-
ceaux, trempés dans une
Liqueur convenable, ou
couvert d'un Digestif & d'un
Emplâtre d'une ou deux
Compresses carrées ou triangulaires sur lesquelles on
pose le Bandeau.

Ce Bandage se fait avec
un morceau de linge, ou
un mouchoir plié suivant sa
longueur en trois ou quatre
parties égales. Il s'applique
par le milieu sur le Front,
& se fixe derriere la Tête
avec des épingles ou quelques points d'aiguille. Les

(*a*) Four-
nier liv. 2.
p. 2.

Anciens (*a*) s'en servoient
non - seulement pour les
Plaies simples de cette partie, mais encore en faisoient
quelquefois un Bandage
unissant.

---

## DE LA FRONDE

*Pour les Plaies simples du Cuir
Chevelu & de son Appareil.*

CE Bandage n'est pas
seulement recomman-
dable par sa légereté, mais
encore parce qu'il peut être
employé pour toutes les
Playes simples du Cuir Chevelu. Il peut aussi servir
pour les Playes qui sont à la
partie postérieure & supé-

rieure du Col. L'Appareil
est à peu près semblable au
précédent , il faut seulement , diminuer ou aug-
menter , soit en nombre ,
soit en figure toutes les pieces qui y sont nécessaires ;
le Bandage se fait avec un
morceau de linge de demi-
aulne , & six doigts de largeur , également fendu de
chaque côté à la réserve
d'un pouce. On l'applique
différemment suivant la situation de la Plaie , tantôt
en-devant , d'autres fois sur
les côtés , ou en arriere ,
pour une Plaie au sommet
de la Tête , deux chefs seront portés de devant en arriere , & les autres , arrêtés
sous le Menton. Si au con-

traire on avoit à soutenir
un Appareil derriere la Nuque les Chefs supérieurs se-
roient portés autour de la
Tête , & les deux autres
autour du Col , de derriere
en-devant.

---

# APPAREIL

*Pour les Plaies simples en long,
& du Bandage Unissant.*

TOUT le monde sçait
qu'une Plaie simple de-
mande une prompte réu-
nion , ce que l'on peut ob-
tenir par différens moyens
du nombre desquels sont
l'Appareil & le Bandage suivans. Pourvû que la Plaie

soit de celles qui s'étendent en long, & que sa situation permette de les pratiquer. D'abord on placera deux Compresses à quelque distance du bord des levres de la Plaie à la longueur de laquelle elles doivent être proportionnées. Un Plumaceau trempé dans quelque Baume ou Liqueur convenable sera mis sur la longueur de la Plaie & par-dessus le Bandage suivant. La grosseur de la partie reglera la longueur de la Bande. Elle sera roulée à deux chefs & fendue au milieu, de sorte qu'elle puisse laisser passer un des globes qui sont tenus chacun d'une main. Dans cette situation on porte le milieu de la Bande à l'opposite de la Plaie pour venir autour de la partie, vis-à-vis le lieu affecté où la fente doit se trouver. Vous passerez alors un des globes dans la fente & serrerez par gradation jusqu'à ce que vous voyez les bords de la Plaie rapprochés. A l'instant on retourne par derriere pour revenir sur la Playe. Si elle se trouvoit plus longue que la Bande n'est large, & qu'elle ne fût pas entierement couverte, on feroit une autre fente, réïtérant ce qui a été dit ci-devant. Le reste sera terminé par Circulaires.

# APPAREIL

*Pour les Plaies cutanées simples
avec différens angles.*

CE que nous venons de
dire sur le Bandage
précédent montre qu'on ne
peut le mettre en usage que
lorsqu'une Plaie est dirigée
selon la longeur de la partie. Il reste à donner les
moyens de panser une Plaie
simple à plusieurs angles. Ces
moyens sont des petits morceaux de toile un peu forte
sur lesquels on étend quelque Onguent glutineux,
coupés en forme de gril, ce
qu'on appelle Emplâtre fe-

nêtré, ou fendus en petites
Bandelettes d'un doigt ou
plus de large fur 7 à 8 pouces de long. Ces Emplâtres
fervent à réunir certaines
Plaies. On place deffus un
ou plufieurs Plumaceaux,
des Compreffes. Le tout
foutenu par un Bandage
contentif. Quelques - uns
peut - être trouveront ce
moyen déplacé; mais il me
paroît être plûtôt un Bandage uniffant qu'une Suture.

Le

## Le double & triple T. & de son Appareil.

CEs deux Bandages ne font gueres d'usage pour les Plaies de la Tête. Cependant on peut s'en servir quand on ne veut point la surcharger. Son Appareil est le même que nous l'avons décri aux Plaies simples. Ces deux Bandages conviennent dans des tems chauds. Ils se font avec une Bande large de trois doigts, dont la longueur doit entourer la Tête. On y ajoute à son milieu 2 ou 3 Bandes d'un doigt & demi de large, ce qui forme un double

D

& triple T. vous appliquez
la premiere Bande autour
de la Tête & renverſez les
deux ou trois autres de devant en arriere pour les attacher ſur la premiere.

---

## *Du Grand Couvrechef &
de ſon Appareil.*

LE Grand Couvrechef
eſt le plus ſolide & le
plus chaud pour les gran-
des Plaies de la Tête & ſur-
tout à la ſuite d'un Trépan.
Son Appareil eſt un Sindon
trempé dans l'Eſprit de Vin
ou quelque autre Liqueur
convenable, un Tampon,
pluſieurs petits Plumaceaux
pour mettre ſous les lam-

beaux s'il y en a ; d'autres
Plumaceaux plats , plus larges feront mis par-deffus &
un Emplâtre avec 2 ou 3
Compreffes quarrées. Tout
fera foutenu par le Grand
Couvrechef que vous ferez
avec une ferviette plus longue que large ployée en travers , de forte qu'un des
bords foit plus long de deux
pouces. Marquez le milieu ,
gliffez en même tems def-
fous les quatre doigts de la
main gauche qui doivent
être fuivis de ceux de la
droite , tenant les pouces
en-deffus à quelque diftan-
ce du milieu. Après on applique la ferviéte fur la Tête , évitant de l'entraîner
en-devant ou en arriere ,

D ij

obſervant que le plis du milieu ſoit toujours vis-à-vis
du nez. Alors il faut donner
à un Aide les deux bouts
externes de la ſerviéte pour
qu'il les tienne, ou les fixer
pour un moment avec une
épingle. On prend enſui-
te le bord de la ſerviéte
qui touche le Front, &
on le renverſe ſur l'autre
bord, le conduiſant inſen-
ſiblement de chaque cô-
té juſques derriere la nuque
pour l'y attacher avec une
forte épingle poſée tranſver-
ſalement. Après on prend
les deux bouts qui ſont ſous
le Menton pour y faire un
nœud plat, qui s'appelle le
nœud de la Cravate. Ce
nœud fait que les plis de

chaque côté deviennent égaux, on releve les bords de la serviéte, qui pendent sur les côtés, ce qu'on appelle la Patte d'Oye, pour les fixer sur le Vertex, vis-à-vis du nez avec 1 ou 2 épingles. On reléve de même la portion de la serviéte qu'on a laissée derriere pour l'arrêter avec quelques épingles ; par-dessus, on mettra un bonnet assez large pour contenir tout l'Appareil.

## Du Petit Couvrechef.

LE Petit Couvrechef servant au même usage que le précedent, n'a pas un Appareil différent. Il est

fort ufité dans les campa-
gnes ; non-feulement parce
qu'il eft facile à exécuter,
mais parce qu'il eft aifé de
trouver tout ce qu'il faut
pour le faire. Pliez un mouchoir en triangle, marquez
le milieu & l'appliquez fur
la Tête de même que le
Grand Couvrechef. Après
on prend à pleine main les
deux angles latéraux & les
conduifez par - derriere la
Nuque, & les y paffer l'un
fur l'autre. Vous les rame-
nez enfuite en-devant, obfervant que les plis foient
en-bas & les bords en-haut,
que l'angle poftérieur fe
trouve renverfé fur l'Occiput, & foit fixé avec une
ou deux épingles. Par ce

moyen le Bandage sera fort bon & suffisamment solide. Le reste se pratique de même que pour le Grand Couvrechef. Ce Bandage peut servir pour contenir l'Appareil des Maladies des Yeux.

---

## *Bandage à six Chefs, surnommé Bandage de* GALIEN.

APRE's avoir appliqué toutes les parties de l'Appareil qui ont rapport au Trépan telles que nous l'avons dit plus haut, plusieurs Praticiens mettent en usage le Bandage suivant, connu sous le nom de Couvrechef de Galien, ou à six

Chefs. Il est simple , commode, surtout pour les Pays chauds , & très-bon pour toutes les grandes Plaies de la Tête. Pour le faire ayez une piéce de linge d'environ trois quarts d'aulne de long sur quatorze pouces de large , que vous fendrez en trois parties égales de chaque côté , laissant dans le centre du linge trois ou quatre doigts de son intégrité , ce qui produit six Chefs. Pliez-les les uns sur les autres & les posez sur le milieu du vertex , de sorte que celui du milieu soit endessous. Dépliez & relevez sur la Tête les chefs postérieurs. Vous laissez pendre les moyens & les fixez pour

un

un inftant fous le Menton.
Auffitôt vous prenez à pleine main les deux Chefs an-
térieurs , & les appliquez
fur le front en les conduifant derriere la Tête pour
les fixer avec des épingles.
Vous prenez de même les
Chefs poftérieurs , en les
conduifant de derriere en-
devant pour les y arrêter
Vous attachez enfuite fous
le Menton les Chefs moyens
avec un ruban , ou les relevez, comme les Dames font
les barbes de leur coëffure.

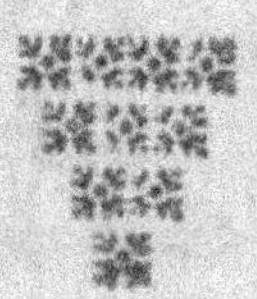

E

# DE LA CAPELINE

## *De la Tête, ou du Bonnet* d'HYPOCRATE

ON ne se sert gueres de la Capeline à la Tête, ou du Bonnet d'Hypocrate. Cependant il peut avoir lieu dans un écartement de Suture ou dans l'Hydropisie de la Tête, autrement dite Hydrocephale. Si vous l'employez à la suite d'un écartement de quelque Suture, l'application de l'Appareil sera le même c'est-à-dire que les Compresses doivent être placées de façon qu'elles tendent à rapprocher exac-

tement les parties féparées.
Si c'eft à l'occafion de lHy-
drocephale , on comprime-
ra les os du Crâne avec des
Compreffes circulaires , &
& le Bandage qui fuit. Il
fe fait avec une Bande de
trois doigts de large & de fix
aulnes de long, roulée à
deux Chefs que vous appliquez au milieu du front.
Vous conduifez un Chef
de chaque côté derriere la
Nuque pour les y engager
l'un fous l'autre , & vous
renverfez auffitôt celui de
deffous pour le coucher le
long de la Suture fagit-
tale , jufques - à la racine
du Nez pour vous y arrêter
un moment , pendant que
l'autre Chef fera conduit

E ij

autour de la Tête, pour le
faire paſſer par-deſſus le
premier & le continuer juſqu'à l'Oreille oppoſée. Vous
renverſez une ſeconde fois
le premier Chef qui eſt
vis-à-vis du Nez, pour
former un Doloire ſur la
Suture ſagittale & vous
l'engagez avec celui qui
tourne autour de la Tête.
Vous continuez de même
alternativement, formant
des Doloires à droite & à
gauche, juſqu'à ce que tout
le Crâne ſoit couvert. Le reſte de la Bande ſera employé
en Circulaires ſur cette partie. Cette maniere d'appliquer ce Bandage convient
dans l'écartement des Sutu-
res coronale & lambdoïde.

Mais pour la Suture sagittale, au lieu de faire les
renverſez de devant en arriere comme cy-devant, on
les fera paſſer tranſverſa-
lement d'une Temple à l'autre. Quant à l'Hydrocephale, le Chirurgien fera choix
de la maniere de l'appliquer
ſelon la dilatation de la Tête. (*a*)

(*a*) Hei-
ſter Chir.
v. 2. tab.
37. f. 9.

# DU SOLAIRE,

*ou du Chevestre oblique, & de son Appareil.*

LEs moyens qu'on employe pour arrêter le Sang qui sort par l'Artère Temporale, lorsqu'elle a été ouverte, sont d'abord, des Compresses graduées, dont la premiere aura un pouce en quarré ; les autres plus grandes à proportion. Elles seront en quatre doubles, afin de faire un point d'appui suffisant qui sera soutenu par le Bandage qui suit. Le Solaire, se fait avec une Bande de quatre aulnes de

long & 3 doigts de large.
Vous la roulez en 2 globes,
dont vous en tenez un de
chaque main. On applique
le milieu de la Bande sur les
Compresses pour aller au-
tour de la Tête sur l'autre
Temple, y engager les deux
Chefs & revenir de même
vis-à-vis de la Plaie, y croiser, de sorte que le globe postérieur passe dessus l'antérieur. Alors vous les dirigez
l'un au bas de la tête, & l'autre en-haut, ce qui vous produit une espèce de nœud,
d'où il a pris nom d'Embaleur. Alors vous montez au
sommet de la Tête avec un
Chef, tandis que vous descendez de l'autre sous le
Menton, pour aller engager

une seconde fois les deux Chefs à la Temple opposée au mal , pour delà revenir autour de la Tête , former un deuxiéme nœud d'Embaleur à côté du premier ; retournant autour de la Tête, vous revenez croiser sur les Compresses , vous serrez un peu fort , & faites des Circulaires autour de la Tête , de ce qui reste de la Bande.

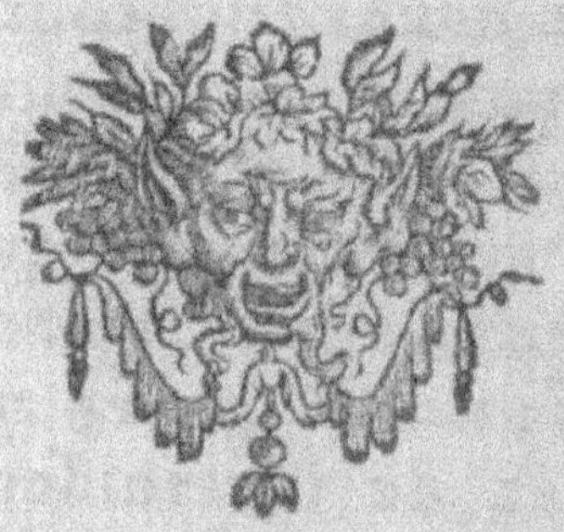

# BANDAGE,

## & *Appareil après l'extirpation de la Glande Parotide.*

LEs Maladies qui peuvent affecter les Glandes Parotides sont des Tumeurs, des Plaies, &c. Les unes & les autres exigent souvent l'extirpation de ces glandes ; ce qu'on ne sçauroit faire sans courir risque d'ouvrir quelque rameau considérable d'Artère qui peut donner beaucoup de Sang. Pour s'en rendre le maître , il faudra mettre sur l'orifice du vaisseau ouvert un Bourdonnet trempé dans quelque Liqueur ſtiptique, des lambeaux de linge, ou de la charpie, avec des Compreſſes graduées. Enſuite vous ferez le Solaire ou le nœud d'Embaleur qui ſera commencé comme le précedent, à la différence que vos nœuds, au lieu d'être appliqnés ſur la Temple, ſeront poſés ſur le lieu affecté. ( *a* )

(*a*) Heiſt. l. 2. pl. 37. fig. 8. a. b. c. d. e.

# BANDAGES

## *& Appareils pour les Maladies des Paupieres.*

LEs Yeux font des or-
ganes fi délicats & fi
compofés, qu'il n'eſt pas fur-
prenant qu'ils foient fujets
à un grand nombre de Ma-
ladies. Les unes attaquent
les Paupieres, d'autres affectent le fac lacrymal,
d'autres enfin le globe de
l'Œil, & comme toutes ces
Maladies ont des différences entre elles ; les Bandages & les Appareils feront
variés felon le befoin. Si
une Paupiere, ou fi toutes

les deux sont affectées, on
applique dessus des Plumaceaux, des Emplâtres pro-
portionnés à la Maladie,
des Compresses quarrées,
au nombre de deux ou trois
assez larges, & assez épais-
es pour couvrir l'Oeil, &
pour qu'il ne soit pas com-
primé. On assure cet Appareil avec le Bandeau ou
le mouchoir en triangle,
qui ne diffère du Petit
Couvrechef que dans la
maniere de l'appliquer ; de
sorte que, s'il n'y a qu'un
Oeil malade, on le pose de
biais, & s'ils le sont tous
deux, on le pose en travers.
Dans ce dernier cas, on le
fera descendre jusqu'au milieu du Nez. La même chose

sera faite pour le Bandeau,
si vous vous en servez. De
peur que le Bandage ne
vienne par hazard à glisser,
on le fixe à la coëffe ou au
bonnet avec des épingles.
D'autres préferent le Bandage qui suit.

---

## L'Œil Simple.

IL se fait avec une Bande
de 3 aulnes, large d'un
pouce & demi. Roulée à un
globe, le tenant de la main
opposée au lieu malade & le
bout de l'autre. Vous appliquez le plein de la Bande au
milieu du front, pour aller
derriere la Nuque y engager
le bout & venir avec la Ban-

de du côté malade passer sur
l'angle de la machoire en
montant obliquement, pro-
che la racine du Nez, & delà
sur le Pariétal opposé , descendre derriere l'Occiput.
Continuez votre chemin
pour retourner sur la ma-
choire inférieure un peu
plus haut que le premier
pour former un Doloire an-
gulaire jusqu'à la racine du
Nez. Vous ferez les mêmes
tours trois fois de suite. Le
quatriéme sera un Circulaire qui terminera le reste de
la Bande à la circonférence
de la Tête. Nous réservons
de parler des autres parties
nécessaires aux Appareils ,
lorsque nous décrirons les
différentes Maladies des

Yeux ; comme lorſque les
deux Yeux ſont affectés à
la fois ou les Paupieres ; il
faut que l'Appareil ſoit un
peu plus large que pour un
ſeul Oeil , & pour le contenir , uſer du Bandeau ou
mouchoir en triangle , comme il a déja été dit , ou du
Bandage qui ſuit.

---

## L'Œil double pour les deux Yeux.

DANS l'appareil pour les
deux Yeux , on doit
obſerver que les Compreſſes
doivent occuper l'eſpace
qu'il y a d'un Oeil à l'autre
& les couvrir. Quant au reſte de cet Apparéil, il ſera le

même que cy-devant , ainſi
que le Bandage , nommé
pour cela l'Oeil Double , &
qui eſt bon lorſque ces deux
Organes ſont affectés. La
Bande aura 5 aulnes de long,
& ſa largeur ſera la même
qu'au cas précédent. Elle
doit être roulée à un Chef.
L'ayant appliquée au milieu
du front , vous engagez le
bout derriere la Nuque ,
pour venir paſſer ſur l'arrgle
de la machoire inférieure ,
montant obliquement ſur la
joue. Vous paſſez ſur la racine du Nez pour aller ga-
gner le Pariétal oppoſé.
Vous revenez par l'autre , &
deſcendez ſur la racine du
Nez y former un croiſé ,
continuant ſur l'angle de la
machoire ,

machoire , à pareille diſtan-
ce de l'autre côté. Vous allez derriere la Nuque , vous
revenez par où vous avez
commencé , vous formez
un Doloire qui croiſera de
nouveau ſur la racine du
Nez en montant ſur le Pa-
riétal oppoſé, & revenez par
l'autre. Continuez de même
trois fois & terminez le
reſte de la Bande par Circulaire à la Tête.

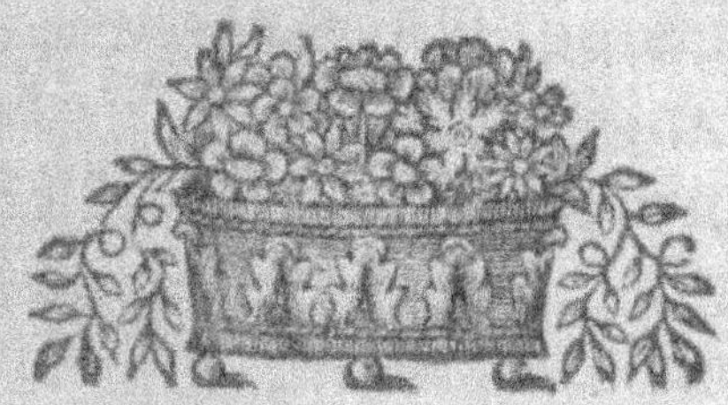

F

# APPAREIL

## *Pour l'Opération de la Cataracte.*

L'APPAREIL qui suit d'ordinaire l'opération de la Cataracte, est assez simple, puisqu'il ne consiste qu'en quelques Compresses quarrées, trempées dans un colyre qu'on applique sur l'Oeil, soutenues du Bandeau ou du mouchoir en triangle. Quelques-uns donnent la préference à l'Oeil simple, ainsi que nous l'avons déja dit.

# LE MONOCULUS

*Pour la Fistule Lacrymale.*

LORSQU'ON a fait l'Opération de la Fistule lacrymale, on met au-dedans de l'ouverture, une petite tente de charpie, quelquefois une bougie ou canule de plomb, un petit Plumaceau, un Emplâtre sémilunaire, des Compresses graduées en triangle pour remplir le creux de l'Oeil, par-dessus une ou deux Compresses quarrées qui couvrent le tout, avec le Bandage suivant.

Le Monoculus est très-

bon & fort folide. Une Bande de cinq aulnes & trois
doigts de large eft ce qu'il
faudra. Elle doit être roulée à un Chef. Vous laiffez
tomber fur la poitrine du
côté malade, le bout de la
Bande d'environ 3 quarts
d'aulne, la tenant affujettie
fur la bafe de la machoire
inférieure avec une main,
tandis que de l'autre vous
montez vers le grand angle
de l'Oeil du côté malade,
pour donner un circulaire à
la Tête, & defcendre obli-
qu'ement derriere la Nu-
que, paffer autour du Col,
& à la Nuque, pour venir
fur l'angle de la machoire
du côté malade. Alors vous
vous arrêtez pour un mo-

ment, pendant que vous renverfez fur le premier jet que vous avez pofé fur la jouë, le bout de la Bande, qui pendoit. Après cela vous continuez à monter obliquement fur la jouë & fur le Pariétal oppofé pour venir former 3 doloires, de même qu'à l'Oeil fimple, & vous finiffez par des Circulaires.

---

## L'EPERVIER,

*Ou* LE DRAPEAU *pour la Fracture des Os du Nez, & fon Appareil.*

QUELQUE foit la Fracture, ou Luxation des Os du Nez, fimple ou

compliquée, on panse l'in-
térieur avec des Tampons
molets, imbibés dans quelque Liqueur convenable,
& l'on couvre l'extérieur
d'un Plumaceau & d'une ou
deux Compresses trempées
dans la même Liqueur. Le
Drapeau s'applique dessus :
Ce Bandage est figuratif. On
le fait avec un morceau de
linge, coupé en triangle, de
longueur & de largeur proportionnées au Nez. Vous
pratiquez d'abord deux petites ouvertures vers la
partie inférieure qui doit
répondre aux Narines ; ensuite vous cousez à chaque
angle de cette piéce triangulaire, une Bandelette d'u-
ne aulne & demie, sur un tra-

vers de doigt de large, après
quoi le milieu du Bandage
fera posé sur le Nez, de façon que les bords de la piéce où sont les petites ouvertures, posent sur la lévre
supérieure, pendant que
vous conduirez derriere la
Nuque les deux Bandes qui
répondent à ce bord, pour
les engager l'une sous l'autre
& revenir par-devant, en
passant sur les angles de la
machoire pour les faire croiser vis-à-vis les Os du Nez,
& de-là sur chaque Parié-
tal. Conduisez vos Chefs à
l'occiput, & retournez sur
le devant, en passant au-
dessus des Oreilles. Portez
vos Chefs à la Nuque,
pour les fixer autour de la

Tête. Le chef qui rampe le long de la Suture sagittale, doit être assujetti avec une épingle ou un point d'aiguille.

---

*Pour l'Opération du Polype.*

LE Polype étant une ex-crescence de chair qui s'éleve en quelque partie intérieure du Nez, on est souvent obligé d'y faire une Opération, après laquelle on porte sur le lieu malade les piéces de l'Appareil né-cessaires, soit pour arrêter le Sang, ou dissiper quel-que reste de la Maladie. On porte d'abord deux ou trois Bourdonnets liés, trempés dans

dans quelque liqueur ſtipti-
tique, couvert de quelque
poudre ou autres topiques
ſelon les cas différens, ſou-
tenus quelquefois d'une
tente & du Bandage ſui-
vant, qui n'eſt autre choſe
qu'uneBande de trois quarts
d'aulne de long, fenduë en
fronde, dont on fixera les
deux bouts au ſommet de
la Tête, & les autres à l'occiput. Il y a des cas où l'on
paſſe un ſéton.

V. M. le
Dran, Trai-
té d'Op.
p. 461, &
ſuivantes.

G

---

# DE L'APPAREIL

## *du Bec de Liévre, & le Bandage.*

L'OPE'RATION du Bec de Liévre se pratique également aux deux lévres. On commence d'abord par mettre les aiguilles en place, ensuite on les entoure d'un double fil ciré. Quelques Praticiens sont dans l'usage de mettre une petite languette de linge entre la lévre malade & la gencive. On place deux petites compresses sous les aiguilles une à droite, l'autre à gauche, un petit plu-

maceau trempé dans quel-
que baume agglutinatif
pour mettre sur la plaie ;
selon la longueur des ai-
guilles, un petit emplâtre
échancré suivant la même
direction ; une ou deux
compresses de même figure
par dessus. Elles sont assu-
jetties par la fronde à quatre Chefs comme il est dit au
Chapitre précédent. Ob-
servez que cette fronde sera
échancrée vis-à-vis du Nez.
On employe avec succès le
Bandage unissant.

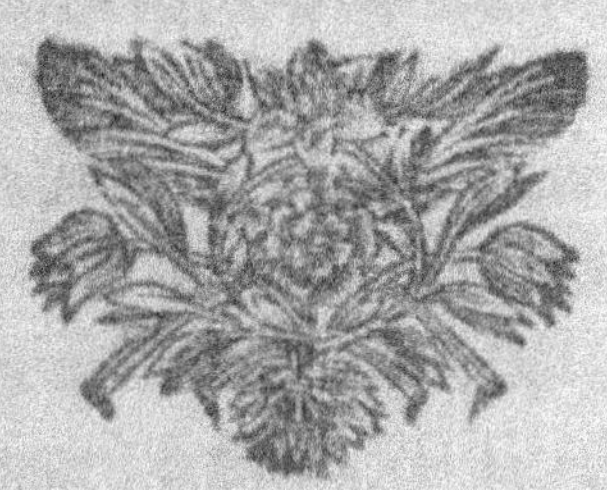

G ij

# APPAREILS

### *& Bandage pour la Mâchoire inférieure.*

SI la Mâchoire inférieu-re est fracturée par un de ses côtez, après que la réduction aura été faite, on met par-dessus une compresse double, fenduë d'un côté, trempée dans un défensif. Elle sera suivie d'une autre assez épaisse taillée en fronde. Le tout sera assuré par la fronde à quatre Chefs que vous ferez avec un morceau de linge de trois quarts d'aulne de long, & six pouces de large, coupée selon la longueur en quatre Chefs, à la réserve de trois travers de doigts dans son milieu, où vous pratiquez une ouverture d'environ huit lignes de long, un peu ovale, pour loger la simphise du Menton. Après cela, prenez entre le pouce & les autres doigts de chaque main deux Chefs, & les appliquez sous le Menton montant perpendiculairement le long des jouës, & fixez les bouts sur le vertex en l'attachant au Bonnet du Malade, après quoi saisissez l'extrémité des autres Chefs en les pliant par le milieu selon leur longueur, & vous les renversez sur le Menton jusqu'au bord de

la lévre inférieure, les conduifant à la Nuque pour y
être croifez , & venir les
attacher fur les côtez de la
Tête au Bonnet du Malade.
S'il y avoit une fracture
oblique, vous fuiveriez avec
les derniers Chefs l'obliqui-
té de la fracture. Ce Bandage peut fervir pour la
fracture des deux côtez de
cette partie , & pour autres
maladies de la Face. Quelques Praticiens mettent en
ufage celui qui fuit.

---

## Cheveftre fimple.

IL fe fait avec une Bande
de cinq aulnes , & trois
doigts de large. Elle fera

appliquée sur le front, arrêtée derriere la Tête, &
conduite sous le Menton,
pour monter le long de la
jouë malade proche le petit
angle de l'Oeil, continuant
sur le vertex pour descendre derriere l'oreille opposée, & de là venir par-dessous le Menton, passant
une seconde fois sur la jouë
formant un petit doloire.
Montez au-dessus de la Tête, & obliquement sur la
Nuque pour revenir du cô-
té de la maladie, passant
deux fois de suite sur le
Menton, & une autre fois
dessous, puis montant du
côté sain, proche le petit
angle jusqu'au sommet de la
Tête, d'où vous descendrez

rétrogradant de derriere en devant, donner un second doloire fur la jouë malade &, parvenu au pariétal oppofé, vous rétrogradez de nouveau, & finiffez le refte par des circulaires au tour de la Tête.

---

## Cheveftre à un Chef pour les deux côtez.

CE Bandage fert à une fracture des deux côtez de la Mâchoire inférieure. L'Appareil eft à peu près le même qu'au précédent. Toute la différence eft que les piéces feront une fois plus longues, & fenduës de chaque côté. Le Banda-

ge se fait avec une Bande
roulée à un Chef, que l'on
tient de la main droite, &
le bout de l'autre à la dif-
tance d'une demie aulne.
Elle sera appliquée par son
milieu sous le Menton,
montant le long des jouës,
passant près des petits angles, jusqu'au sommet de la
Tête pour y arrêter le bout
de la Bande : allez ensuite
obliquement derriere la Nuque, & revenez par devant
en passant sous le Menton
de gauche à droite, mon-
tant par doloire proche le
petit angle de l'Oeil, & de-
là au sommet de la Tête &
au vertex en rétrogradant
du même côté, & venir
passer de nouveau sous le

Menton pour monter sur la joüe gauche formant un doloire pour aller derriere la Nuque, & revenir par le même côté donner deux tours sous la lévre inférieure, & un autre tour par-deſſous le Menton, montant une seconde fois du côté droit, formant un petit doloire. Faites de même au côté oppoſé, & finiſſez votre Bande autour de la Tête.

## APPAREIL

*qui peut servir aux brûlures
de la partie antérieure du
Col, suivi de son Bandage
appellé Divisif.*

IL arrive souvent aux Enfans de se brûler à la
partie antérieure du Col.
En ce cas, il faut bien se
donner de garde de laisser
trop rapprocher les bords
de la playe pour fermer la
cicatrice. Car si l'on n'a
pas cette attention, il arrive que la Tête reste panchêe sur la poitrine, comme je l'ai vû d'une Fille de
Province, qui la rendoit

non - seulement difforme, mais encore fort incommodée. Pour prévenir cette indommodité, on panse la playe avec des remedes convenables, des plumaceaux & emplâtres proportionnez à la figure & grandeur de la playe, des compresses par-dessus, & le Divisif. Bandage qui sert à retenir la Tête, pour qu'elle ne panche point en devant. Ayez deux Bandes, l'une d'une aulne, & l'autre de trois, roulée à deux globes. La petite se pose sur la Tête, le long de la suture sagittale, dont un des bouts pendra sur le front, & l'autre à la Nuque. Prenez l'autre Bande, appliquez le mi-

lieu fur le coronal pour la
conduire obliquement en-
tre les deux épaules, & l'y
croifer. Paffant fous les aiffelles de derriere en devant,
tandis que d'une main vous
tenez les deux globes , de
l'autre vous renverfez le
bout de la premiere Bande
qui pendoit fur le vifage du
malade , & le fixez par derriere. Continuez après avec
la grande Bande de monter
fur le Sternum en croifant
& portant vos Chefs en arriere, pour paffer une feconde fois fous les aiffelles,
& vous terminerez le tout
par quelque Circulaire au
tour du Corps.

*Du grand Contentif du Col,
& de son Appareil pour la
Saignée de la Jugulaire.*

IL ne faut ordinairement
pour l'Appareil de cette
saignée qu'une Compresse
épaisse d'un pouce ou en-
viron, en quarré. Pour ce
qui est du Bandage, on aura deux Bandes, dont une
sera d'une aulne, & l'autre
d'une aulne & demie : celle-ci sera roulée. On pose
la premiere sur sur la Tête,
de façon que les extrémitez
flottent sur les côtez du Col.
Après l'application de la
Compresse, on fait avec la
seconde Bande quelques

tours, de maniere que les bouts de la premiere qui pendoient, seront engagez par-dessous, & vous les renverserez sur la Tête. le reste de la premiere sera terminé au tour du Col.

---

# APPAREIL,

## *& Bandage pour les Playes du Col.*

EN quelque partie du Col que se trouve la Playe, elle doit être pansée selon sa nature. Mais en général les piéces de l'Appareil seront des Boürdonnets, des Plumaceaux, quelque Emplâtre, & des Compresses. On aura attention qu'elles soient proportion-nées à la figure & à la gran-deur de la maladie. Le Ban-dage qui me paroît le plus propre à contenir cet Appa-reil est le petit Contentif. On le fait avec un morceau de linge, ou un Mouchoir plié en trois ou quatre, qu'on applique au tour du Col, le fixant avec quel-ques épingles ou points d'ai-guille.

*Pour l'Opération de la Bronchotomie.*

TOUT le monde sçait que le gosier est très-susceptible d'inflammation, qui

qui eſt quelquefois ſi grande qu'elle intercepte preſ-
que entierement la commu-
nication de l'air dans le
poulmon. On délivre quel-
quefois le malade de cette
interception par le moyen
d'une ouverture faite à la
trachée-artere, par laquelle
on introduit une canule
d'argent ou de plomb, garnie de deux petits anneaux,
dans leſquels on paſſe un
ruban pour l'attacher derriere le Col. On place enſuite vis-à-vis l'orifice de la
canule un morceau de gaze,
enſuite un autre morceau
de linge clair & fin ; & par-
deſſus un Emplâtre fenêtré,
couvert d'une Compreſſe
auſſi fenêtrée & pliée en

H

plusieurs doubles. L'Appareil sera soutenu du petit Contentif qui doit être encore fenêtré : l'application sera la même qu'au cas prédent.

***

# BANDAGE

*à quatre Chefs, pour les Maladies de la Mamelle, précédé de l'Appareil qui suit l'Opération du Cancer.*

L'APPAREIL qui sert à l'Opération du Cancer est assez simple. Il faut se munir de quelques stiptiques en cas d'hémorrhagie considérable, de fil & d'aiguilles pour lier les vaiſ

seaux, de quelques Bour-
donnets pour mettre sur
l'orifice du vaisseau, de
Charpie brute, dont on
remplira toute la Plaie de
morceaux de linge, de Compresses quarrées, épaisses par
dessus, au nombre de trois
ou quatre. Le tout sera soutenu par le Suspenseur des
Mamelles ou par le Banda-
ge à quatre Chefs, qu'on
fait avec un morceau de
linge d'environ douze pou
ces en quarré. On ajoute
à chaque angle un bout de
bande d'environ trois quarts
d'aulne sur un pouce de
large. On fixe au tour du
Corps au-dessus des Ma-
melles deux de ces Chefs,
& vous renversez de bas en

haut le Corps du Bandage
fur les piéces de l'Appareil,
conduifant les autres fur les
épaules, & de-là fous les
aiffelles pour venir les attacher en devant au-deffus de
la Mamelle malade. Quel-
ques-uns préférent le Bandage du Corps avec le fca-
pulaire que nous décrirons
ci-après.

---

# BANDAGE

*du Corps avec fon Scapulaire
pour les Maladies de la
Poitrine.*

COMME le Bandage
du Corps eft un de
ceux qui fervent à plufieurs

maladies , je le décrirai
avant de parler des Appa-
reils qui y ont rapport. Pour
le faire, on prendra une ferviette plus longue que large,
pliée en trois , roulée en
deux Chefs , dont un fera
plus grand , de façon que
le plein de la serviette foit
appliqué fur l'Appareil , faifant enforte que les grands
Chefs faffent prefque le tour
du Corps , les faifant croifer avec l'autre extrémité
où ils feront fixez avec des
épingles ou des points d'aiguille , ce qui fera foutenu
par le Scapulaire que l'on
fait de cette forte. Au milieu d'un morceau de linge
d'une aulne , ou environ
huit pouces de large, prati-

quez une fente assez grande
pour passer la Tête du Malade, de façon qu'un bout
pendra en devant, & sera
fixé avec des épingles, ou
cousu au bord du Bandage.
La même chose doit être
faite aux Chefs postérieurs.

---

# APPAREIL

*Pour l'Opération de l'Empyême.*

BEAUCOUP de Prati-
ciens ne s'accordent pas
sur toutes les parties qui
doivent entrer en sa com-
position : les uns se servent
d'une tente de Charpie
mousse, un peu applatie,
passée dans une espece d'em-

plâtre , & garnie de fil ,
pour la retirer en cas qu'elle
entrât dans la Poitrine :
d'autres employent une
Bandelette de deux doigts
de large ou environ , fur 8
ou 10 de long, qu'on infi-
nue en double dans l'ouverture faite à la Poitrine , de
forte que les deux bouts
fortent au - dehors de la
plaie. On met entre les
deux bouts un ou plufieurs
Bourdonnets liez , ou des
lambeaux de linge. Cette
méthode me paroît préfé-
rable à la premiere en plufieurs cas. Quant au refte
de l'Appareil , il confifte en
une Compreffe quarrée, fur
laquelle vous renverfez les
bouts de la Bandelette , elle

sera suivie d'une ou deux autres plus grandes Vous les assurerez du Bandage du Corps avec son Scapulaire.

---

## Pour la fracture du Sternum, Appareil & Bandage.

LE Sternum, fracturé dans quelque partie sera pansé après la réduction selon la méthode ordinaire. S'il y a playe, on use de Compresses quarrées avec le Bandage du Corps & le Scapulaire. Lorsque la partie supérieure de l'os est fracturée, on préfere l'étoile simple.

*L'Etoile*

### *L'Etoilé simple.*

C'EST une Bande de quatre aulnes de trois doigts de large, dont on se sert. On pose le bout sous l'aiſselle droite, montant ſur l'épaule oppoſée, paſſant derriere & revenant par-deſſous l'aiſſelle du même côté ſur le Sternum, pour y former un X. Vous continuerez votre chemin du côté droit pour paſſer derriere & revenir en - devant par l'aiſſelle du côté droit, pour recommencer les mêmes tours trois fois de ſuite, & terminer par des Circulaires autour du corps.

I

# APPAREIL

## *& Bandage pour les fractures des Côtes.*

LEs Côtes peuvent se fracturer en dehors & en dedans. La façon de les réduire & d'appliquer l'Appareil, est différente en l'un & l'autre cas. Dans le premier, les Compresses seront placées sur le lieu de la fracture ; & dans l'autre, on place au-devant des Côtes une Compresse, & une autre derriere ; & sur la fracture, une ou deux autres assez grandes & quarrées. Dans ces deux cas, on as-

sujettit le tout par le Bandage du corps ou par le
Quadriga, qui se fait avec
une Bande de cinq aulnes
sur deux pouces de large,
roulée à deux globes. Le
milieu de la Bande s'applique sous l'aisselle du côté
malade, après en avoir garni le creux avec du linge
ou de la charpie. Vous montez ensuite sur l'épaule pour
y croiser, conduisant un
des chefs de la Bande derriere l'aisselle opposée, &
un autre devant, pour y
croiser encore. La même
chose se fera sur l'épaule
pour revenir croiser de
nouveau sous l'aisselle
par laquelle on a com-
mencé, observant que le

chef antérieur soit engagé sous le postérieur, afin de renverser les chefs qui passent de devant en arriere. Vous allez ensuite par des doloires autour du corps, observant de faire des renversés avec les chefs de devant en arriere jusqu'à la fin de la Bande.

---

## Pour la Luxation des Vertebres.

(a) Verduc. La maniere de guérir &c. pag. 123.

QUELQUES AUTEURS (a) conseillent de mettre deux Compresses longuettes avec deux lames de plomb en long, à côté des apophyses épineuses; mais des Compresses d'un quarré

long suffisent , étant soutenues par d'autres quarrés
qui doivent anticiper sur
les premieres. On mettra
sur le ventre une grande
Compresse quarrée , en forme de Ventriere ; on se servira du Bandage du Corps
& du Scapulaire.

---

## Pour la Gastroraphie.

SANS entrer dans le dé-
tail des fils & des che-
villes dont on se sert souvent dans l'Opération de
la Gastroraphie , je dirai
seulement que tout l'appareil consiste en deux petites Compresses d'environ
quatre doigts de large ,

I iij

qu'on met sur les bords de
la playe à côté des chevil-
les, s'il en a été employé;
sur la playe on y pose un
plumaceau de longueur proportionnée, & trempé dans
quelque Baume convena-
ble, une Compresse de huit
ou neuf pouces en quarré
pour couvrir les premieres;
une quatriéme plus grande
qui couvre le ventre, &
pour fixer ces piéces différentes, le Bandage du Corps
& son Scapulaire suffiront.

## Pour l'Opération de la Para-centese.

L'APPAREIL de cette Opération ne consiste qu'en un petit plumaceau posé sur l'ouverture faite avec le Trois-quarts, une ou deux Compresses de quatre doigts en quarré, soutenues du Bandage du Corps avec le Scapulaire.

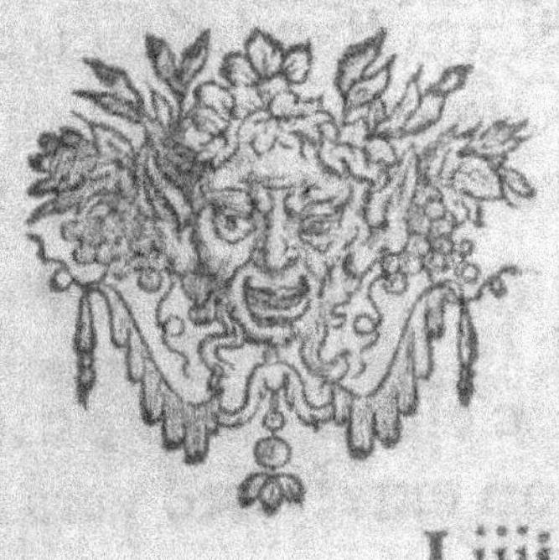

I iiij

## APPAREIL

### & *Bandage pour les Maladies de la Verge.*

PAR quelque cause que la Verge ait été affectée, on met les topiques convenables avec de petits plumaceaux, des Emplâtres circulaires ou coupés en forme de Croix de Malthe, & percés au milieu, des Compresses de même figure, & un Bandage circulaire. Quelques-uns (a) conseillent une espece de fourreau : la Verge sera mise dans la situation convenable, c'est-à-dire, dirigée par son extrêmité vers l'om-

(a) Voyez le Traité des Band. par Didier p. 76. 69.

bilic par le moyen d'une Bande attachée autour du Corps.

---

# APPAREIL

## *Pour les Maladies des Bourses & le Bandage à quatre cordons.*

LE grand nombre des Maladies qui affectent le Scrotum , & leur différence , empêchent de déterminer les piéces propres de l'Appareil ; mais en général on peut appliquer des Emplâtres , des Compresses longues en quarré. Si dans cette partie il se rencontre quelque playe , on se sert ordinairement de Bourdon-

nets & de Plumaceaux , &
pour le reste , on varie selon
le besoin ; en ce cas le Bandage à quatre chefs est pré-
féré : c'est celui que plusieurs connoissent sous le
nom de Suspensoir des Bources. On ne peut déterminer
la largeur de la poche , parce qu'il faut avoir égard au
volume du Scrotum ; d'or-
dinaire il se fait avec une
piéce de linge ou de futaine
de huit pouces en quarré ,
pliée en deux parties égales.
Vous la coupez par un côté
jusqu'au milieu , observant
de décrire une ligne cour-
be ; cousez ensuite l'endroit
qui vient d'être coupé , ce
qui vous donne une espece
de poche : pratiquez au cô-

té opposé une ouverture de
huit ou dix lignes de dia-
metre pour le paſſage de la
Verge ; vous couſez enſuite un bout de Bande de
trois quarts d'aulne de long,
doublée de futaine , garnie
de quelques œillets à l'un
des angles ſupérieurs ; un
autre bout de Bande d'un
demi pied , garni de mê-
me à l'autre côté. A l'angle
inférieur on place deux autres bouts de Bande de demie aulne , garnie comme
les premiers , pour faire
paſſer ſous les cuiſſes. Les
Bourſes ſe renferment ainſi
dans la poche : les chefs ſupérieurs s'attachent autour
de la ceinture , après que
les inférieurs auront paſſés

de devant en arriere, ils seront attachés aux côtés de la ceinture, un à droite, & l'autre à gauche.

---

## APPAREIL.

### *Pour l'Opération de la Castration.*

LA Castration est l'amputation d'un ou de deux Testicules. L'Opération étant faite, après la ligature des vaisseaux spermatiques ( *a* ), la playe se remplit avec de la charpie brute ou des lambeaux de linge ; par-dessus on applique un plumaceau & des Compresses d'un quarré

(*a*) M. le Dran ne conseille point la ligature du cordon. Voyez son Trait. d'oper. p. 193.

long , avec des bourdon-
nets & des plumaceaux couverts d'un digeſtif convenable. Tout cet appareil ſera
ſoutenu par le bandage à
quatre cordons , ou celui
qui ſuit.

---

## LE DOUBLE T.

*avec les Appareils pour les*
*maladies du Coccix, de l'A-*
*nus & du Périnée.*

LE Bandage en double
T. ſe fait avec une Ban-
de de trois doigts de large ,
& aſſez longue pour entourer le corps. Au milieu de
cette Bande on en coud
une autre de quatre travers

de doigts , & longue de
deux tiers ou plus : celle-ci
sera fendue depuis son extrêmité jusqu'à quatre ou
six pouces de l'autre Bande
qui doit faire le tour du
corps. Quant à l'applica-
tion , il est des cas où il
doit être attaché à la ceinture avant l'Opération ,
d'autres , après. Dans l'une
& l'autre conjoncture , il
me paroît nécessaire , &
surtout pour les personnes
délicates , d'avoir une serviette fine ployée en quatre,
qu'on mette autour du
corps , & sur laquelle soit
cousu le bandage , pour
que le malade ne soit point
blessé. On prendra les chefs
inférieurs pour les croiser

vis-à-vis du Périnée; les faire paſſer entre les cuiſſes,
& les attacher par-devant à
la ceinture, après les avoir
paſſés dans un demi Scapulaire que l'on nomme ordinairement Collier de miſè-
re, qui n'eſt autre choſe
qu'une Bande couſue ou
nouée ſur elle-même en cerceau, qu'on poſe autour du
corps, & qu'on fait pendre
ſur le ventre. Pour ce qui
regarde les autres Appareils,
comme celui du Coccix qui
peut être luxé en-dedans ou
en-dehors, lorſqu'il l'eſt en
dedans, on peut mettre une
tente ou un gros bourdon-
net lié dans l'Anus; ſi la luxation eſt en-dehors, on
met de petites Compreſſes

longuettes fur cette partie, les plus grandes par-deſſus. S'il y a quelque plaie, elle fera panſée felon les regles de l'Art, des Compreſſes convenables, & le Bandage en T. par-deſſus, pour fixer tout l'Appareil.

---

# APPAREIL

## *Pour la Fiſtule à l'Anus.*

LEs piéces qui compo-ſent l'Appareil d'une Fiſtule à l'Anus, ſont des lambeaux de linge liés, ou des bourdonnets, une mé-che liée, ou, felon quelques-uns, une Tente, de la char-pie brute, ou des morceaux
de

de linge pour remplir la playe, des plumaceaux, un Emplâtre fémilunaire par-deſſus, deux ou trois Compreſſes graduées & longues; & pour aſſurer le tout, le Bandage en T. qui ſemble être le plus propre dans cette maladie. Il faut attacher le Bandage autour de la ceinture avant de faire l'Opération.

---

# APPAREIL.

## *Qui ſuit l'Opération de la Taille.*

POur l'Opération de la Lithotomie, les précautions qui ſont à prendre, & les parties qui en composent l'Appareil sont en grand nombre : les unes servent avant, & les autres après l'Opération. Il faut avoir d'abord un endroit propre à coucher le malade pendant l'Opération ; quelques-uns le nomment le Lit de misere : on aura deux liens ou lacs pour fixer les bras & les jambes du Malade. Selon la méthode de M. Foubert (a), on se sert d'une pelotte pour comprimer la vessie, & un petit Bandage à ressort pour comprimer l'uréthere, afin de s'opposer à la sortie de l'urine. Après l'Opération faite, il est des cas où l'on introduit une canule dans la ves-

(a) Mem. de l'Acad. de Chir. Nouv. méthod. de tirer la Pierre par M. Foubert.

fie ; on pofe enfuite une Compreffe quarrée fur l'orifice de la playe. Après que le Malade fera tranfporté dans fon lit pour y être panfé, on commence d'abord par appliquer un petit plumaceau, un Emplâtre, une Compreffe taillée en fer à cheval, deux autres Compreffes, dont une fera mife en long, l'autre en travers; une autre plus grande & en quatre doubles fera mife fur le ventre, qui doit être fuivie d'une flanelle. L'une & l'autre feront trempées dans une décoction d'herbes émollientes. Le Bandage eft la fronde, ou celui que nous avons indiqué pour la Fiftule à l'Anus. On atta-

chera d'une cuisse à l'autre
une petite Bande qu'on appelle l'entre-cuisse , pour
empêcher qu'elles ne s'écar-
tent l'une de l'autre.

---

### *Le Bandage Triangulaire pour les Maladies des Aînes, & son Appareil.*

LEs Aînes sont sujettes à des tumeurs humorales , & suivant les divers états de la maladie , les pansemens sont différens. Lorsqu'il y a tumeur, d'ordinaire on applique quelque Emplâtre , Cataplasme ou des Compresses. S'il y a quelque playe ou ulcére , on met dessus des bourdonnets secs,

ou couverts de quelques
médicamens , des pluma-
ceaux & des Compresses ;
le tout appuyé du Triangulaire , qui se fait avec une
piéce de linge coupée en
triangle , sur laquelle sont
attachés trois bouts de Bande , sçavoir deux aux angles
supérieurs , pour être attachés autour du corps , &
l'autre à l'angle inférieur ,
qui s'attache à la ceinture ,
après avoir passé de devant
en arriere sous la cuisse du
côté malade.

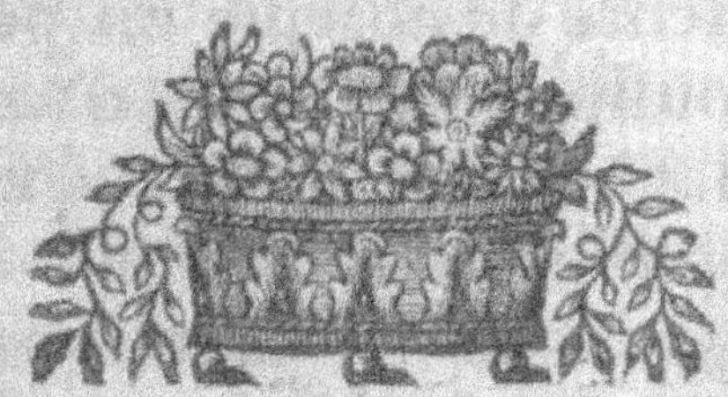

# APPAREIL

## *Et Bandage pour l'Opération du Bubonocelle.*

LE Bubonocelle étant, comme l'on sçait, la sortie de quelque partie flottante du ventre, on est souvent obligé par les accidens qui surviennent, d'y faire l'Opération, après laquelle on applique l'Appareil. Les uns se servent d'une tente de charpie un peu émoussée, d'autres d'une petite pelotte garnie d'un fil ; ensuite on remplit la playe avec de la charpie brute, ou des lambeaux de

linge, un ou deux pluma-
ceaux fuivis de Compreſſes
triangulaires au nombre de
trois ou quatre, commen-
çant par les plus étroites.
Une Compreſſe quarrée ap-
pellée Ventriere ſera miſe ſur
le ventre ; le tout fixé par le
Spica de l'Aîne. Prenez une
Bande longue de ſept aul-
nes & large de trois doigts.
Vous porterez le plein de
la Bande autour de la ceinture, de ſorte que le chef
de la Bande ſoit oppoſé à la
maladie, faiſant un circulaire pour venir oblique-
ment paſſer ſur l'Aîne du
côté malade, paſſant autour
de la cuiſſe, pour monter
entre les plis de l'Aîne & le
Scrotum, & former ſur le

devant de la cuiſſe un croiſé ; montez au-deſſus de la hanche malade , portant la Bande autour du corps , & revenir du côté ſain obliquement ſur le côté formant un doloire ; faites un autre tour ſemblable au premier , qui ſera ſuivi d'un troiſiéme que vous ferez monter à la hauteur du cartilage Xiphoïde , pour le renverſer après avoir fait un circulaire , le pliant en deux ou trois en forme de Compreſſe ; le reſte de la Bande s'employe par des circulaires autour du corps , quoique pluſieurs préférent celui qui eſt décrit au Chapitre précedent.

SPICA

# SPICA DOUBLE

*Pour les Hernies des deux côtés.*

UNE Bande de douze aulnes sur trois doigts de large, avec laquelle vous commencez par un tour à la circonférence du corps, pour descendre par un des côtés externes de la cuisse, & monter de bas en haut pour former un croisé vis-à-vis de la Hernie, & de-là autour du corps, & venir obliquement passer sur l'autre cuisse pour y former un autre croisé. Les mêmes tours se feront trois fois de part & d'autre, observant de former des doloirs; ensuite vous faites des circulaires autour de la ceinture, qui termineront votre Bande. Les autres piéces de l'Appareil sont les mêmes que celles que nous avons marquées ci-devant, à la différence, qu'excepté la Ventriere, elles doivent être doubles.

# BANDAGES

## ET APPAREILS

### *Des extrêmités supérieures.*

## APPAREIL

### *Pour la fracture de la Clavicule & du Bandage qui lui est propre.*

LEs Clavicules étant des os très-compactes & minces, situés, comme on sçait, transversalement à la partie supérieure & antérieure de la Poitrine, elles sont fort exposées aux coups & aux chûtes, qui souvent occasionnent des fractures, ainsi qu'il est prouvé par l'expérience. Lorsque l'une des deux est cassée, on commence par faire la réduction ; ensuite on procede à l'application de l'Appareil. La premiere piéce sera une Compresse longuette en quatre doubles de deux doigts de large , sur un tiers de long , posée transversalement à la partie supérieure & antérieure de la Poitrine ; ensuite, on aura une Bande de trois aulnes , & on fera un 8 de Chiffre entre les deux épaules, passant de devant en arriere , de maniere que les bouts de la Longuette seront engagés sur les tours de Bande qui ont passé sur

le moignon des épaules.
Vous renverfez les bouts de
la Compreffe l'un fur l'autre , & les fixez avec un
point d'aiguille ou des épingles ; on remplira enfuite les
creux qui font au-deffus &
au-deffous de la Clavicule ,
avec de la charpie trempée
dans le blanc d'œuf , qu'on
couvrira avec deux Com-
preffes longuettes en Croix
de Saint-André , qui feront
fuivies d'une troifiéme d'un
quarré long. Le tout doit
être foutenu par le Spica
defcendant , qui fe fait avec
une Bande large de quatre
doigts, & longue de cinq
ou fix aulnes. On applique
d'abord fous l'aiffelle oppofée au mal , le bout de la

L iij

Bande , montant obliquement sur la fracture pour descendre derriere l'épaule du même côté , passer sous l'aisselle de derriere en-devant , montez croiser à côté du Col ; continuez les mêmes tours pendant trois fois , formant des doloirs : ensuite vous ferez sur chaque épaule deux tours pour les tenir en arriere , les faisant croiser au milieu du dos. Le reste de la Bande sera terminé par des circulaires autour du corps. Si les Clavicules étoient toutes deux à la fois fracturées , l'Appareil seroit mis en double , c'est-à-dire , des Compresses sur chaque Clavicule , se servant pour

les maintenir, du Bandage
fuivant.

---

### *L'Etoilé Double.*

CE Bandage peut être
employé non - feule-
ment pour les fractures des
Clavicules, mais encore
pour celles des Acromions,
& la luxation des deux Humerus. La bande doit avoir
fept à huit aulnes de long,
& quatre doigts de large,
roulée à un globe : on pofe
d'abord le bout de la Bande
fous l'aiffelle droite ; on
monte obliquement fur l'é-
paule oppofée pour revenir
derriere en devant monter
fur le moignon de l'épaule

du même côté, pour for-
mer le premier croilé que
quelques-uns nomment Ky,
ce qui se fait lorsque deux
jets de Bande se croisent en
se portant en sens contraire.
Descendez derriere le dos
pour venir passer sous l'aisselle par où vous avez commencé, & montez sur l'é-
paule du même côté, pour
passer de nouveau entre les
épaules, y former en che-
min faisant le second Ky,
continuant de passer sous
l'aisselle gauche pour venir
donner un jet de Bande sur
le Sternum de gauche à
droite, y former le troisiéme Ky, pour descendre derriere l'épaule, & revenir du
côté où vous avez commen-

cé ; continuez les mêmes tours de Bande pendant trois fois, obſervant de faire des doloires : après cela le reſte ſera terminé autour du corps par des circulaires. Il paroît que ce Bandage n'eſt qu'une addition du Cataphrata de Galien. *(a)*

(a) Voy. l'Arcenal de Chir. de Jean Scultet , pag. 236.

---

# APPAREIL

*Pour la fracture de l'Omoplate.*

L'OMOPLATE eſt un os large & irrégulier , qui peut être fracturé en différentes manieres , du côté de ſon Col, à ſon épine, à l'Acromion & au corps mê-

me de l'os , sans éclat ou
avec éclat : si l'Acromion
est cassé, on remet en place les parties dérangées,
qu'on soutient avec une
Compresse en quatre dou-
bles , taillée en demie Croix
de Malthe ; on remplit le
creux de l'aisselle , on fait
le Spica que je décrirai dans
la luxation de l'Humerus ,
à la différence que les jets
de Bande monteront un
peu plus haut que pour la
luxation du Bras ; on met
la pelotte & le Bras en
écharpe. Mais si l'Omo-
plate est fracturé dans son
épine ou dans son corps ,
vous prendrez les précau-
tions nécessaires pour bien
faire la réduction des par-

ties déplacées, & les main-
tiendrez de deux Compres-
ses à quatre doubles en
quarré, qui prendront de-
puis l'épine jusqu'au deſſous
de ſon angle inférieur ; une
autre Compreſſe plus grande, & fendue en quatre,
ſera miſe par-deſſus. Quelques-uns *(a)* conſeillent de
mettre un carton : on ſou-
tient tout cet Appareil avec
*(b)* le Quadriga que j'ai décrit en parlant de la fracture
des côtes. D'autres em-
ployent l'Etoilé ſimple :
nous en avons fait men-
tion, en parlant de la fracture du Sternum. Le bras
ſe met en écharpe, & une
pelotte dans la main.

( *a* ) Le Clerc, p. 103. Ver-duc 83.
(*b*) Petit, Malad. des os, p. 184.

## APPAREIL

*Avec différens Bandages pour la Luxation de l'Humerus.*

LA Luxation du Bras eſt, comme on le ſçait, une des plus fréquentes de toutes celles qui arrivent au Corps. Cette partie néanmoins étant des plus néceſſaires à l'homme pour ſes différens exercices ; elle exige, autant qu'on le peut, une prompte réduction, laquelle étant faite, on fait l'application de l'Appareil. On garnit avec de la charpie le creux de l'aiſſelle, ſous laquelle on gliſſe une Compreſſe longue de deux tiers d'aulne, & large de quatre doigts, dont les deux bouts posés sur l'Acromion, doivent envelopper l'épaule, une grande Compresse taillée en demie Croix de Malthe par-dessus, puis sous l'aisselle une autre petite Compresse,& vous soutiendrez le tout avec le Spica qui suit.

---

## Spica de l'Humerus.

LA Bande aura sept aulnes de long & trois doigts de large, roulée à un chef. Le bout sera mis sous l'aisselle opposée au mal, pour être dirigé obliquement du côté de la luxation , pour faire un tour à la partie supérieure du bras , & croiser sur le Deltoïde : allez ensuite du côté opposé par derriere le dos , pour revenir en-devant passer obliquement sur le premier jet de Bande, formant un petit doloire ouvert par en bas. On passe une seconde fois autour du col de l'Humerus , formant aussi un doloire ; faites encore un tour tant devant que derriere , ce qui formera le Spica. Donnez ensuite un quatriéme doloire sur la poitrine , pour descendre obliquement sur la partie supérieure du bras , y faire un circulaire ; & l'espace qui se trouvera entre le premier jet de Bande fur le bras, avec votre circulaire, est ce qui s'appelle Gerani, Δ ou Triangle équilateral, c'est-à-dire à trois côtés égaux. Vous montez par un rempant qui doit couvrir le Gérani & le Spica, le reste de la Bande s'employe autour du corps, & s'arrête avec une épingle. Ce Bandage appliqué, on mettra fur toute l'étendue du bras, une Compresse longue en quatre doubles, fendue, & trempée en quelque liqueur convenable : elle sera contenue *(a)* avec une Bande de trois aulnes, employée ou par moufles ou par 8 de chiffre au bras & à l'avant-bras, & de ce dernier alter-

(*a*) Petit T. 1. pag. 227.

nativement au premier. On met dans la main une pelotte. Le tout s'assure par l'écharpe,

---

# BANDAGE

## *Circulaire pour la fracture du Bras.*

S'IL importe beaucoup dans l'Art de guérir par les Bandages , d'en sçavoir faire une juste application ; parmi ceux qui demandent le plus d'attention , ce sont sans doute les Bandages qu'on employe pour les fractures des extrêmités supérieures & inférieures. Je vais tâcher de donner une idée précise des piéces qui composent

composent l'Appareil de la fracture simple du Bras , & la méthode de l'appliquer la plus suivie. Il se décrit & se pratique différemment ; les uns n'employent qu'une Bande , d'autres en usent de deux ; ceux-ci en veulent trois, d'autres en employent quatre. La méthode la plus simple & la plus autorisée est de se servir de trois bandes. Les deux premieres auront environ deux aulnes & demie de long , & de large un pouce & demi ; la troisiéme sera de quatre aulnes , & deux pouces de large. Ensuite on préparera les autres piéces de l'Appareil , telles que je les décrirai : après quoi vous

M

commencerez par faire la réduction de la fracture, vous
appliquerez autour de la
partie une Compresse sim-
ple & fendue par un de ses
côtés, trempée dans une liqueur défensive. Après quoi
on prendra une des premieres Bandes imbibées en la
même liqueur, pour faire
de suite trois circulaires
sur le lieu fracturé, & de-
là monter par doloires jusqu'à la partie supérieure
du bras, terminer votre
Bande du côté externe. Si
la fracture étoit à la partie
supérieure du Bras, il faudroit donner un jet de Bande autour du corps, passant
sous l'aisselle opposée. On
commence de même sur la

fracture avec la deuxiéme
Bande, pour defcendre par
doloires jufqu'au plis du
bras, obfervant que la bande ne gode point; car fi elle
faifoit des godets, il faudroit
faire des renverfés. On peut
donner un ou deux circu-
laires à la partie fupérieure
de l'avant-bras, furtout lorfque la fracture fe rencontre à la partie inférieure où
l'on termine la bande. Trois
Compreffes longuettes fe-
ront placées felon la longueur du bras, fçavoir une
en-devant, l'autre en arriere, & la troifiéme du côté
externe, évitant ainfi le trajet des vaiffeaux : elles feront tenues pour un inftant
par deux Aides - Chirur-

giens , pendant que vous prendrez la troisiéme bande avec laquelle vous ferez un circulaire à la partie inférieure du bras, pour monter par doloires jusqu'à la supérieure y fixer la bande du côté externe. L'avant-bras sera couvert avec une compresse double , & trempée dans un défensif qu'on peut assurer avec une petite bande Quelques-uns conseillent des cartons de grandeur & longueur proportionnée , sur le bras , arrêtés avec de petits rubans. On garnit la main d'une pelotte , & tout le bras se met en écharpe.

# APPAREIL

*Qui sert à toutes les especes de luxation de l'Avant-bras.*

DE telle espece que soit la luxation de l'A-vant-Bras, après en avoir fait la réduction, pour Appareil on prend une premiere Compresse simple, fendue en fronde, trempée dans une liqueur convenable, suivie d'une autre double, taillée de même. Ensuite deux Compresses longuettes qui croiseront l'une sur l'autre, dont l'une sera posée de haut en bas à la partie inférieure du bras, & l'autre de bas en haut à la partie su-

périeure de l'Avant-bras, le
tout soutenu par le doloire
du coude. Ce Bandage se fait
d'une Bande de trois aul-
nes de long sur trois doigts
de large, commençant par
un circulaire autour de la
partie inférieure du bras,
descendant vers le plis du
coude, pour faire un cir-
culaire sur l'Avant-bras,
& de là monter vers le
bras en croisant vis-à-vis
le plis. Vous ferez plu-
sieurs tours en doloire, tant
en montant qu'en descen-
dant. Le reste sera employé
autour du bras. Il faut observer cependant que si la
luxation étoit en devant, il
faudroit donner deux cir-
culaires sur l'olecrâne, &

tenir le bras étendu. Dans
toutes les autres luxations
on ploye l'Avant-bras; on
se sert de l'écharpe & de la
Pelotte.

---

## Pour la Saignée.

CET Appareil est fort
simple, & ne consiste
qu'en deux Compresses d'un
pouce en quarré, un peu
épaisses. Souvent on n'use
que d'une, mais il est pru-
dent d'en avoir toujours
deux, soit qu'une s'imbibe
de sang, soit qu'on ait besoin d'un point d'appui plus
fort pour l'arrêter. Il y a différentes méthodes de faire
ce Bandage : j'ai crû devoir
suivre celle-ci, qui m'a pa-

ru la plus avantageuse.
Communément la Bande
doit avoir une aulne & un
tiers de long , & deux doigts
de large. Après avoir appliqué fur la faignée la Compreffe que vous tenez avec
le doigt Index , & le Me-
dius ; vous pofez de biais
fur la Compreffe la Bande ,
engageant un des bouts fous
le petit doigt ou le pouce
de la main dont vous tenez
le bras du Malade : alors
vous prenez le plein de la
Bande de l'autre main, pour
donner un tour à la partie
inférieure du Bras , & venir
faire la même chofe à la partie fupérieure de l'avant-
bras , croifant en X. vis-à-
vis la faignée. Continuez
de

de même deux ou trois
fois pour terminer le reste
au haut de l'avant-bras, &
l'arrêtez par un nœud, ou
mieux avec quelques points
d'éguille. La Compresse
peut aussi s'assurer avec une
ou deux épingles.

# APPAREIL,

## *Et Bandage pour l'Anevrisme. du bras.*

L'ANEVRISME étant,
comme on le sçait, une
tumeur de sang produite
par la dilatation d'un artére ou l'ouverture du même
vaisseau par où le sang sort,
on a nommé l'un vrai, &
l'autre faux. Il faut pour les

deux un Appareil & un bon Bandage, ſoit pour arrêter le ſang ou prévenir la dilatation de l'artére, ou après l'opération, aſſurer la ligature, que l'on fait avec deux ou trois brins de fil de Bretagne *(a)* cirés, paſſés dans une éguille propre à l'opération ; une petite Compreſſe longuette pour mettre ſur la longueur du vaiſſeau dans le tems de la ligature, de petits bourdonnets ou plumaceaux plats, des lambeaux de linge ou charpie brute pour remplir la playe, trois ou quatre Compreſſes graduées, appliquées les

(*a*) Le fil de Bretagne eſt le plus propre pour lier ou coudre les chairs. A ſon défaut on choiſira celui qui ſera le moins tord.

unes sur les autres, commençant par les plus petites , &
deux autres longuettes de
quinze pouces de long , mi-
ses en croix , & soutenues
par le Bandage suivant.

---

# LE DOLOIRE

## *Pour l'Anevrisme.*

CE Bandage se fait avec
une bande longue de
trois aulnes & trois doigts
de large. On commence par
un circulaire à la partie inférieure du bras , descendant
sur le lieu de la maladie , &
faire un tour sur l'avant-
bras, pour monter obliquement vers le plis du bras , y
croiser sur le premier jet de
bande. On continue les mê-

mes tours trois ou quatre
fois en haut & en bas. On
met ensuite une Compresse
longuette un peu épaisse le
long du trajet & de l'artére
brachiale, sur laquelle on fait
avec la bande des doloires,
en montant pour finir à la
partie supérieure du bras.

---

## APPAREIL

*Et Bandage pour la fracture
simple & composée de
l'Avant-bras.*

CET Appareil differe
peu de celui que nous
avons donné plus haut pour
la fracture du bras. Toute
la différence consiste en
deux Compresses longuet-

tes qu'on place selon la longueur des os. Le reste est
à peu près le même pour toutes les piéces de cet Appareil,
observant qu'elles soient
plus courtes & plus étroites ; on se sert d'une goutiere de carton ou d'écorce
d'arbre , arrêtée avec des
liens autour de l'avant-bras.
La partie sera mise en
écharpe.

## LE DOLOIRE

*Pour la luxation du Poignet.*

LEs os du carpe peuvent
se luxer en plusieurs sortes différentes. Un seul Bandage convient à tous ces dé-
placemens. Le nombre des
bandes & la maniere d'en

uſer n'eſt pas décrite de même chez tous les Ecrivains.
Les uns ſe ſervent de deux
bandes , d'autres n'uſent
que d'une. L'épreuve que
j'ai faite des deux méthodes
m'a fait préferer la premiere. Ayez donc deux ban-
des. La premiere aura en-
viron deux aulnes & de-
mie de long , & la ſecon-
de une aulne & demie: toutes auront de large deux
travers de doigt & demi.
On commencera par appli-
quer une Compreſſe circu-
laire ſur le lieu affecté , enſuite on paſſera le pouce du
Malade dans une ouvertu-
re pratiquée au bout de la
premiere bande, pour mon-
ter autour du Poignet , y

faire trois circulaires , monter enfuite par des doloires
à l'avant-bras pour defcendre faire deux tours fur
l'article , & de là fur la
main paffer entre le pou-
ce & le doigt Index , au-
dedans de la main , &
revenir du côté externe
pour former un croifé vis-à-
vis la luxation. Réiterez les
mêmes tours trois ou quatre
fois , en faifant des doloires
ouverts par en haut , ce qui
vous donnera un Spica. Le
refte de la bande fera employé à l'avant-bras. Enfin
on mettra dans la main une
pelotte de charpie ou de linge, & des Compreffes fen-
dues fur la main. Le tout fera foutenu par la deuxiéme

bande en formant des do-
loires, & montant pour finir
au-dessus du Poignet. On
mettra l'avant - bras en
écharpe. Ce Bandage peut
être employé à la fracture
des os du carpe.

---

# BANDAGE.

*pour la fracture des os du Carpe*
*& du Métacarpe.*

S'Il y a fracture aux os du
Carpe & du Métacarpe,
après qu'on en aura fait la
réduction , on appliquera
dessus une Compresse trempée en quelque liqueur convenable. Elle sera suivie
d'une bande longue de cinq
aulnes , & large de trois

doigts. Commencez par un
circulaire autour de l'a-
vant-bras, & descendez au-
dessus de la main, glissant
la bande entre le pouce &
l'index, approchant le plus
que vous pourrez des extrêmités inférieures des os du
Métacarpe, pour revenir de
dedans en dehors de la main
former un croisé du cô-
té externe. Montez obli-
quement, & donnez un cir-
culaire autour du Poignet,
pour descendre de nouveau
comme ci-devant. Répetez
les mêmes tours trois fois
en formant des doloires ouverts par en bas. Après vous
placez dans la main une pelotte de carton, garnie d'u-
Compresse graduée, trem-

pée dans quelque liqueur, descendez avec la bande entre le pouce & l'index jusqu'à son extrêmité, pour commencer par des circulaires sur tous les doigts, montant par doloires jusqu'à l'avant-bras, où sera terminée votre bande. La petite écharpe sera appliquée ensuite.

---

## LE SPICA

*Pour la luxation ou fracture des Phalanges du Pouce, surnommé le Gantelet.*

LORSQU'ON a fait la réduction de la luxation ou fracture qui arrive à

quelques phalanges du Pouce, on met des Compref-
fes circulaires fur le lieu
malalade, foutenuës par
le Bandage qui fuit, avec
une bande de trois aulnes
& un travers de pouce
de large. Commencez par
deux circulaires autour du
Poignet, & de-là condui-
fez la bande au-dedans de la
main. Vous la ferez paffer
au dehors entre le pouce &
l'index, pour donner un
circulaire au haut du Poignet, enfuite revenez comme avant du côté interne
de la main, en portant la
bande jufqu'à l'extrêmité
du doigt, remontant par
de petits doloires, obfervant dans le cas de la luxa-

tion de faire deux circulaires vis-à-vis la maladie. S'il
se rencontroit fracture, on
met de petites Compresses
longuettes, selon la lon-
gueur de la phalange, gar-
nies quelquefois de petites
atelles de carton. Aprés continuez à monter par doloires jusqu'à ce que tout le
doigt soit couvert. Ensuite
faites un circulaire à l'a-
vant-bras, pour revenir par
plusieurs tours de bande,
former un Spica à la partie
interne & supérieure du
pouce. Le reste de la bande
s'employera autour du Poignet. On peut user de la petite écharpe.

# APPAREIL

*pour la fracture & luxation des quatre derniers doigts.*

S'IL s'agit de panser une ou plusieurs phalanges des doigts luxés ou cassés, après avoir mis autour de la partie une Compresse, on aura une bande de demie aulne de long, & d'un doigt de large, avec laquelle vous ferez deux circulaires autour de la partie, pour monter & descendre par doloire jusqu'à ce que la bande soit employée autour du doigt. Ensuite on mettra trois petites longuettes de la lon-

gueur du doigt, soutenues
d'une petite bande de même
largeur que la precédente,
& de deux aulnes & demie
de long avec laquelle on
fera deux circulaires autour
de la partie affectée pour
descendre par doloires jufqu'au bout du doigt & re-
monter à l'inftant jufqu'au
haut, pour terminer la bande au poignet. On garnira
la main d'une pelotte de
charpie ou de linge. Le tout
fera foutenu par la petite
écharpe. Il y a des Praticiens qui mettent en ufage
le gantelet ou demi-gante-
let, mais je les crois trop
embarraffans.

# APPAREIL

## *Pour le Panaris.*

LEs Chirurgiens font pour l'ordinaire quatre efpeces de Panaris. Les Appareils des deux premieres efpeces font regardés comme des Appareils très-fimples. On met ordinairement après l'Opération, un plumaceau & un emplâtre coupé en Croix de Malthe, fuivi d'une Compreffe de même figure, le tout foutenu d'une petite bande d'un tiers d'aulne de long. Mais fi le Panaris eft de la troifiéme ou quatriéme efpece, on pourra mettre pour premier Appareil un petit plumaceau trempé dans quelque liqueur fpiritueufe fur le tendon. Si la maladie a fon fiége entre le périofte & l'os, & qu'il foit carrié, on mettra nn plumaceau imbibé dans quelque teinture. Le refte de l'Appareil fera le même qu'en ceux de la premiere & feconde efpece. La main fera mife en écharpe.

---

# APPAREIL

*Pour la faignée de la Salvatelle.*

LA veine Salvatelle étant ouverte, on pofe deffus une Compreffe d'un pouce

pouce en quarré, suivie d'une autre plus grande pour les soutenir par le Bandage appellé le renversé de la Salvatelle, qui se fait avec une Bande d'une aulne & demie de long & un doigt de large. On glisse le bout de la bande en dedans de la main du malade, entre l'index & le pouce pour y être fixé un instant ; vous montez obliquement sur la Compresse pour faire un tour au poignet, & venir passer entre le doigt annulaire, y faisant un tour pour monter encore au poignet, descendre & passer entre l'annulaire & le petit doigt, & monter du côté externe du carpe comme ci-devant.

Renverſez ſur le poignet le chef que vous avez gliſſé entre le pouce & l'index du Malade. Engagez-le par les circulaires que vous ferez autour du poignet avec le reſte de la bande.

---

## APPAREIL

*Pour l'amputation d'un ou pluſieurs Doigts.*

APRE'S l'amputation d'un ou pluſieurs Doigts, on met ordinairement un plumaceau, une petite Compreſſe quarrée ſuivie d'une autre longuette de huit ou dix travers de doigts, dont une portion fera pofée fur le dos de la main, & l'autre en dedans, une autre Compreffe large de trois travers de doigts ou plus, & longue environ de douze, pour l'appliquer par le milieu. Les chefs fe croifent, un en dedans, l'autre en dehors autour du poignet, pour les y fixer avec une bande d'une aulne & demie de long & deux doigts de large, qui fera appliquée autour du poignet. Après avoir fait deux circulaires vous defcendrez pour paffer fur les Compreffes y remonter du côté du poignet. Continuez deux ou trois fois de même, pour finir par circulaires au haut du carpe.

# DES ECHARPES.

## *La grande Echarpe.*

APRE's avoir décrit tous les Bandages & Appareils qui s'appliquent aux extrêmités supérieures à la réserve du Bandage à dix-huit chefs pour les fractures compliquées de ces parties ; & les capelines qui servent aux amputations du bras & de l'avant-bras, que je détaillerai à l'occasion de ceux que l'on pratique aux extrêmités inférieures, je pense qu'il est à propos de décrire les différentes écharpes qui servent à soutenir

& fixer ces parties. Je commencerai par la grande Echarpe. Elle sera faite avec une serviette plus longue que large. On la prend par les coins d'un des bords les plus étroits, en les portant dessous l'aisselle du côté malade, pour aller attacher les bouts sur l'épaule opposée. Faites ployer l'avant-bras en angle droit, de sorte qu'il n'y ait ni pronation ni supination. Après vous prendrez les autres coins de la serviette, & la renversez de bas en haut jusqu'à la hauteur de la tête de l'humerus. Si elle est trop longue, on les reploie en dessous, & on la fixe autour du col. S'il se trouve quelques plis, on les range proprement, & on les aſſujettit avec des points d'aiguille ou des épingles.

---

## *De l'Echarpe moyenne ou en triangle.*

POUR faire cette Echarpe on prendra un mouchoir ou un morceau de linge en quarré que vous pliez en triangle, le portant ſous l'aiſſelle malade. Dans l'inſtant on fait ployer le bras du malade, comme je l'ai dit ci-devant. Enſuite on renverſe le bout qui pend de bas en haut, pour le nouer avec l'autre chef derriere la nuque, ou le coudre. L'an-

gle moyen fera relevé & attaché proprement avec des
épingles.

---

### *La petite Echarpe , surnommée l'Echarpe de l'Officier.*

LE principal usage de la
petite Echarpe, est de
servir aux maladies de la
main. Elle se fait avec un
morceau de taffetas ou de
linge, d'environ deux pieds
de long sur huit ou dix pouces de large, que vous
ployez en deux, & plissez
par en haut ; le garnissez
d'un cordon en anse pour
l'accrocher ou le coudre à
l'habit. Ce Bandage est
commode pour ceux qui
sont obligés de vaquer au
dehors.

# APPAREIL

## Et Bandages des extrêmités inférieures.

### Pour la luxation de la Cuisse.

LA réduction de la Cuisse étant faite, il faut d'abord mettre une Compresse d'environ deux pieds de long sur quinze ou seize pouces de large, ployée en six ou huit doubles, sur la partie qui sera suivie du Spica fait avec une bande de cinq ou six aulnes de long & quatre doigts de large, dont le bout s'appliquera

quera sur la hanche malade,
pour faire deux circulaires
autour de la ceinture. Vous
venez ensuite de derriere en
devant, passant sur le grand
Trochanter, & revenir en-
core au même endroit y former un croisé que quelques-
uns appellent Ky. Vous ferez trois croisés de même,
observant de former des doloires à chaque tour de bande. Vous donnez après un
circulaire à la partie supérieure de la cuisse, ce qui
forme un triangle qu'on appelle Gérani ou Geranium.
Réiterez le même tour pour
monter de bas en haut, cou-
vrant le Gérani & le Spica.
Le reste de la bande s'employe autour du corps. M.
P

Didier *(a)* conseille une bande de quatorze aulnes.

## APPAREIL.

### *Pour les maladies qui arrivent aux Fesses.*

SI quelque affection contre nature arrive aux Fesses, & qui exige l'application de quelques médicamens, l'Appareil sera varié suivant la nature du mal. S'il y a playe, l'Appareil consiste en des bourdonnets, des plumaceaux, des emplâtres, des compresses soutenues par le Bandage que je vais décrire. On prend une piece de linge en quarré

long , fur lequel on coud
deux bouts de la bande du
côté le plus large , pour les
fixer autour de la ceinture ;
deux autres bouts feront fi-
xés aux autres coins , pour
fervir à les attacher autour
de la Cuiffe.

---

# APPAREIL

*Pour la future entrecoupée qu'on
pratique à la partie antérieure de la Cuisse.*

UNE plaie profonde à la
partie antérieure de la
Cuiffe oblige fouvent de
faire des points de future.
L'opération faite , on met
deffus & deffous le bord de

la playe une petite com-
presse, un plumaceau trempé dans une liqueur convenable, une autre compresse
qui couvrira le plumaceau
& les premieres compresses.
Le tout se soutient avec une
bande de trois aulnes & large
de trois doigts; que vous appliquez d'abord en bas de la
plaie par un ou deux circulaires, & montez par un rempant au-dessus de la plaie;
faites aussi un ou deux circulaires; ensuite descendez
& remontez de même deux
ou trois fois, terminez le reste de la bande par doloires
à la partie supérieure de la
Cuisse.

# APPAREIL.

*Pour la luxation de la Rotule.*

**L**'APPAREIL qui sert à la luxation de la Rotule, est d'abord une compresse simple posée sur le genou, & fenduë en fronde, suivie d'une autre en plusieurs doubles de quinze à seize pouces de long & de huit travers de doigts de large, aussi fenduë, sur laquelle on fait le doloire du genou, avec une bande de quatre aulnes de long, & trois doigts de large, commençant par deux circulaires autour de la partie inférieure

de la Cuisse , & descendant
par un rempant derriere le
jarret. Donnez deux tours
de bande à la partie supérieure de la jambe , & placez immédiatement sur les
condiles & du côté que la
Rotule étoit luxée , une
compresse longuette de six
travers de doigts en long ,
& d'un pouce de large. Vous
faites avec la bande un circulaire au-dessus de la Rotule , & un autre au-des-
sous. Montez & descendez
alternativement , formant
des doloires , jusqu'à ce que
votre bande par sa largeur
puisse anticiper sur les doloires qui montent & des-
cendent. Alors vous ferez
deux circulaires sur la Ro-

tule, pour finir en montant
par des doloires.

---

# BANDAGE

*Uniſſant pour la fracture en long de la Rotule & de ſon Appareil.*

IL est très-rare de trouver des Rotules fracturées en long, mais en tel cas ce sont plûtôt des plaies en long que de vraies fractures, parce qu'il n'y a gueres que les instrumens tranchans capables de produire des fractures de cette espece dans cette partie, s'il est vrai qu'on puisse la nommer ainsi; pour la réunir on place deux petites compresses médiocre-

ment épaisses sur les côtés
de la Rotule, un plumaceau
sur le lieu divisé & le bandage unissant : une bande
à deux globes, fendu, comme nous l'avons dit en parlant du bandage unissant
pour les plaies simples ; avec
laquelle vous commencez
par l'appliquer derriere le
jarret, conduisant les globes en devant de façon que
la fente se rancontre vis-à-
vis le mal. Là vous passez
un des globes dans la fente,
& serrez par degré, faites
un autre tour de même. Ensuite vous donnez un des
globes à un Aide, qui monte par doloires pour finir
à la cuisse, tandis que vous
descendrez aussi par doloires

pour finir avec l'autre globe
à la partie supérieure de la
jambe. Elle sera mise en situation.

---

## LE KIASTRE

*Pour la fracture en travers de
la Rotule.*

QUANT on veut se ser-
vir de ce bandage, on
commence par une com-
presse simple de la lon-
gueur de sept à huit pou-
ces, coupée en fronde, &
au milieu de laquelle on
pratique une ouverture
d'environ deux travers de
doigts, que vous appliquez
selon la longueur de la partie, de maniere que l'ouver-

ture de la compresse répon-
de vis-à-vis de la fracture.
Par-dessus on place un morceau de cuir souple ou de
carton coupé en ovale, ouvert dans son milieu de la
largeur d'un écu de trois li-
vres. Après quoi vous avez
deux compresses longuettes
d'un pied & demi de long
que vous mettez l'une en
dessus & l'autre au dessous
de la Rotule, de maniere
que la supérieure descen-
dra obliquement pour croiser derriere le jarret, & l'autre montera en allant de devant en arriere pour croiser
sur le même lieu que la
premiere, pendant que vous
les faites tenir pour un instant. Vous mettez en place

votre faux-fanon dont les
roulleaux doivent être épais
& plats ; ensuite on procede
à l'application de la bande
qui doit avoir environ sept
aulnes de long , roulée a
deux chefs égaux ; les tenant
un de chaque main , vous
portez le milieu de la bande
sur la partie inferieure & po-
sterieure de la cuisse , pour
venir croiser en-devant vis-
à-vis le bord supérieur de la
Rotule , & de-là retourner
croiser au milieu du jarret ,
& venir engager les chefs de
la bande sur la partie supérieure & antérieure de la
jambe pour retourner der-
riere la cuisse , après avoir
croisé sur le jarret , y recommencer les mêmes tours que

ci-devant, ce qui vous donnera un double X. tant au-
deſſus qu'au-deſſous de la
Rotule. Alors vous les fixez
tous deux avec une épingle,
& donnez à tenir pour un
moment les globes de la
bande à un Aide-Chirur-
gien. Pendant ce tems vous
placez ſur la Rotule une
compreſſe épaiſſe en quarré, ſur laquelle on renverſe
les bouts de la premiere
compreſſe, & les arrêtez
avec une épingle. Vous reprenez les globes de la bande, & vous faites d'abord
un ou deux circulaires; après
vous donnez un des globes
à un Aide-Chirurgien, avec
lequel il fera des doloires,
en montant juſqu'à la fin

de ce globe, tandis qu'avec l'autre vous descendez pour le terminer du côté de la partie supérieure de la jambe. On garnira le tout avec des fanons, de même que l'on fait dans les fractures des extrêmités inférieures, comme nous le décrirons plus bas.

---

# LE DOLOIRE

*Pour la luxation du Tibia & de l'Appareil qui lui est propre.*

LA luxation du Tibia se fait très difficilement. Néanmoins elle peut arriver en plusieurs manieres. La réduction étant faite, on place dessus une compresse double, fenduë par les deux côtés, avec une seconde plus épaisse que la premiere soutenuë du bandage suivant, nommé le Doloire du genou.

---

## *Le Doloire du Genou.*

IL se fait avec une bande de quatre aulnes de long & de trois doigts de large. La bout de la bande s'applique sur la partie inférieure de la cuisse par un ou deux circulaires. Vous descendrez derriere le jarret par un rempart oblique, vous ferez deux tours au haut du Tibia, montez du côté du ge-

nou par un doloire, & de-
là à la cuisse ; de la cuisse
vous descendez par un au-
tre doloire vers la jambe.
Continuez trois fois les mêmes tours. Donnez deux circulaires autour de l'article,
& montez en formant des
doloires, jusqu'à ce que votre bande soit employée.

---

# APPAREIL

*Et Bandage pour la Fracture*
*simple de la cuisse & celle de*
*la jambe.*

NOus avons déja dit que
le Chirurgien Opéra-
rateur doit avoir son appareil prêt avant de faire au-

cune opération, & cette ré-
gle a lieu, furtout pour les
fractures de la cuiffe & de la
jambe. La réduction faite,
vous prenez une compreffe
de la figure d'un carré long,
qui doit être fenduë : d'un
côté, environ deux tiers de
fa longueur, trempée en une
liqueur convenable. Vous la
prenez de chaque main par
les deux coins non fendus,
mettant deffus le doigt index & le pouce ; on la porte
au-dedans de la jambe en la
pofant deffus légerement
pour prendre les bouts par-
deffous, & les conduire autour de la partie, obfervant
qu'ils ne faffent aucun plis.
Après vous aurez une ban-
de de trois ou quatre aulnes
de

de long, & de trois doigts
de large, que vous dérou-
lerez de huit ou dix pouces,
tenant le globe dans la paul-
me de la main droite, si c'est
pour la jambe ou la cuisse du
même côté, & de la main
gauche, vous tiendrez le
bout de la bande & la porterez ainsi tenuë: au-dessous
de la partie, & du dedans
en dehors, en l'appliquant
sur le lieu de la fracture,
pour y faire trois circulaires; observant de tenir alternativement avec une main
le dessous de la partie blessée, tandis que vous êtes
occupé à dérouler ou appliquer la bande, & de la monter par doloires pour la terminer à la partie supérieure

Q

& externe. Une autre ban-
de de pareille longueur avec
laquelle on fera trois autres
tours sur la fracture, &
l'on descendra par doloires.
Comme la partie est d'ordinaire plus gresle, quelques
( *a* ) Praticiens mettent dessus une ou plusieurs com-
presses graduées irrégulié-
res ; d'autres font des renversés. Pour le bien exécuter, on observera que la
bande ne soit déployée què
de huit ou dix pouces ; que
le jet de bande qui vient d'ê-
tre employé ne se relâche
pas, ce qu'on prévient, en
appuyant les quatre derniers
doigts de la main gauche
par-dessus, tandis que vous
approchez le pouce en de-

(*a*) Mal.
des os de
Petit, p.
252.

vant pour diriger le renverfé du côté interne, retournant le globe en haut ou en
bas, qui ne doit être tiré
que lorfque le plis eft entié-
rement formé. Par ce moyen,
vous faites un ou plufieurs
renverfés, obfervant de les
placer tous du côté interne
& fur la même ligne, ce qui
vous donnera la figure d'un
épi de bled, continuant
ainfi jufqu'à ce que les tours
de bande ne godent plus.
On fait alors des doloires
qui feront les plus réguliers
qu'il fe pourra, finiffant à la
partie inférieure externe de
la jambe. Si l'on ne s'eft pas
fervi de compreffes gra-
duées, & que le bas de la
jambe foit fort petit ; on

Q ij

en mettra autour de la partie jusqu'à ce qu'elle soit au
niveau du reste , & par-dessus , trois longuettes d'un
pied ou plus de long , &
deux doigts de large, de deux
ou trois lignes d'épaisseur.
On ajoute en certains cas
dans leurs plis des attelles ,
de bois mince, ou du carton
qu'on placera de maniére
qu'elles ne portent ni sur les
vaisseaux ni sur les os. Elles
seront tenuës : pour un moment par les deux aides, pendant que vous prendrez la
troisiéme bande de six à
sept aulnes de long , & trois
doigts en commençant par
en bas au bord des longuettes , montant par doloires
pour finir à la partie supé-

rieure externe. Ensuite on
pose la jambe sur un oreiller, sur lequel il y aura cinq
liens si c'est pour la cuisse,
& trois pour la jambe. On
se servira d'un fanon qu'on
roulera autour de la partie
près des malléoles & des con-
dîles, entre lesquels on mettra de petits coussins pour
remplir les vuides, afin que
les fanons ne portent point
sur ces parties. Ensuite on
mettra une compresse large
de deux doigts & de la longueur de la jambe appellée
tibiale, pour fixer le tout
avec des liens, ayant le soin
de commencer par celui du
milieu, & les arrêter du côté externe. On met sous le
pied une semelle avec une

petite compresse, pour que la bande qui sera jointe soit attachée le long de la jambe, laquelle étant mise en une bonne situation, sera garantie des couvertures au moyen d'un archet, qui pour cet effet doit être bien assuré. Quelquefois on est obligé de mettre une taloniere.

---

# APPAREIL

## *Pour les Fractures compliquées des Extrémités.*

COMME les fractures compliquées des extrémités exigent des pansemens très-fréquens, l'Appa-

reil est différent de celui des
fractures simples. Si c'est de
la jambe ou de la cuisse, com-
il arrive souvent, on placera d'abord un oreiller sur
lequel on aura mis un drap
plié en huit : des liens &
des fanons ; sur lesquels on
met le bandage à dix-huit
chefs, qui sera suivi d'une
compresse double, assez longue pour entourer la partie.
Quelques-uns ajoutent un
emplâtre de même gran-
deur ; la réduction faite, on
pose très-doucement la partie sur l'oreiller, la faisant tenir par deux aydes, pendant
que le Chirurgien Opérateur
panse la playe, y mettant des
bourdonnets, des pluma-
ceaux & un emplâtre pro-

portionné & mis selon la longueur de la partie, une petite compresse sur laquelle on repliera la grande compresse & le bandage à dix-huit chefs que je vais décrire.

On le construit avec trois morceaux de linge d'environ demi aulne de long, & dix à douze pouces de large ou plus. Vous les pliez tous trois par le milieu & en travers, de façon que vous les coupez selon leur longueur, chacun en trois, ce qui vous donne dix-huit chefs, très-propres pour l'usage indiqué. Après l'avoir placé, comme nous l'avons dit, vous commencez à prendre le chef du milieu, du côté interne

interne pour le replier sur la fracture. On en fait autant du chef qui est à l'opposite ; la même chose sera faite des chefs d'en bas & d'en haut. Ces premiers chefs étant appliqués, quelques Auteurs (*a*) conseillent de mettre à côté de la partie deux compresses longuettes en forme d'atelles soutenuës par les autres chefs, suivant le même ordre d'application, excepté les six chefs derniers ; qu'au lieu de commencer par un des chefs du milieu, on prendra le premier inférieur pour finir par le dernier supérieur & externe. Le reste de l'Appareil sera le même qu'aux fractures simples. Observez seulement que

(*a*) Tr. des Mal. des os de M. Petit, T. 2 p. 271.

R

lorſqu'on applique ce bandage aux extrémités ſupérieures, on nemet point de fanons ; mais à la place on ſubſtitue ſouvent des cartons.

------

*Pour la réunion du Tendon d'Achille coupé ou caſſé.*

ON ſituë d'abord le malade ſur le ventre, les pieds bien étendus. Enſuite, on applique une double compreſſe trempée dans de l'eau - de - vie autour de la partie ; une autre plus épaiſſe, longue de deux pieds, large de deux pouces, ſelon la longueur de la jambe, depuis le jarret juſqu'au de-là des orteils. On aſſure les

compresses avec une bande
de quatre aulnes & deux
doigts de large. On donne
quelques tours fur la partie
malade pour defcendre, &
paffer de dehors en dedans
du pied. Donnez deux cir-
culaires pour y engager la
longuette, remonter en paffant obliquement fur le tendon, faire quelques tours à
la partie inférieure de la
jambe; retourner, faire les
mêmes tours fur le pied, &
remonter comme cy - de-
vant. Faites quatre fois la
même chofe, & montez par
doloires depuis les malléoles
jufqu'à la partie moyenne
& fupérieure de la jambe.
Alors, vous faites tenir le
refte de la bande, pendant

R ij

que vous renverfez les bouts de la longuette, fçavoir, le fupérieur en bas, & l'inférieur en haut, les fixant avec des épingles. Reprenez votre bande, terminez-là, faifant différens doloires montant & defcendant. Le célebre M. Petit *(a)* confeille la même chofe pour l'autre pied.

(*a*) Mal. des os, T. 2. p. 297.

---

## APPAREIL

### *Pour la Luxation du Pied.*

SI le pied fe trouve luxé, on met pour appareil une compreffe longue & épaiffe en forme d'étrier. Le milieu fera vers la plante du pied & croifé fur le coudepied, &

de la croiser derriete la jambe ; par-deſſus on mettra
une autre compreſſe plus
épaiſſe & plus large ; enſuite
on fera avec une bande de
trois aulnes le doloire du
pied, commençant par deux
circulaires au - deſſus des
malléoles, & deſcendre par
un rempart ſur le pied , pour
y donner deux tours, & remonter autour de la jambe,
y faire un circulaire. Continuez trois ou quatre tours
de bande , ſoit en montant
ou en deſcendant autour de
l'article, & montez finir votre bande du côté de la jambe.

R iij

## L'ETRIER

### *Pour la Saignée du Pied.*

QUAND la saignée du pied est faite, on applique dessus une ou deux compresses un peu épaisses, d'un pouce en carré, seches ou trempées dans l'eau ou l'eau-de-vie. Le bandage se fait avec une bande d'une aulne & demi & deux doigts de large roulée à un globe. Glissez le bout de la bande sous le talon du malade, & montez obliquement avec le globe sur la compresse pour passez autour de la partie inférieure de la jambe, & ve-

nir de derriere en devant
croiſer ſur la compreſſe, &
de-là paſſer ſous la plante du
pied. Faites trois tours de
même, formant de petits doloires, ce qui vous donnera un épi. Vous venez en-
ſuite du côté de la malléole
interne, en paſſant ſous la
plante du pied, pour engager le premier bout de la
bande qu'on renverſe à l'inſtant ſur le coudepied où il
ſera arrêté avec l'autre bout
le plus promptement que
vous pouvez, en les couſant
ou l'arrêtant avec un nœud,
faiſant enſorte qu'il ne bleſſe
pas le malade.

# APPAREIL

*Pour les Amputations des Extrémités supérieures & inférieures.*

LA premiere attention que l'on aura avant de faire aucune amputation, après l'Appareil prêt, c'est de placer le tourniquet qui sera posé suivant la partie qui doit être amputée : Si c'est le bras ou l'avant-bras, on mettra le point de compression, qui se fait au moyen de la pelotte ou la compresse quarrée à sa partie supérieure, ou si c'est pour la cuisse, on la mettra vis-à-vis le plis de l'aine, & si c'est pour la jambe, derriere le jarret, cet instrument doit toujours précéder l'opération, à moins que l'amputation n'ait lieu qu'à l'article; l'opération étant faite, on place des petites compresses quarrées à l'extrémité du vaisseau & sur l'os amputé. On met après un morceau de linge rond & fin sur le moignon, beaucoup de charpie brute, ou des lambeaux de linge que quelques-uns arrangent en forme de demi globe qu'ils appellent gateau. On pose sur le gateau ou les lambeaux de linge, une compresse fort épaisse en quarré, un grand emplâtre en Croix de Malthe, une compreſſe double taillée de même, ſoutenuë par trois compreſſes longuettes, dont une ſera repliée ſur elle-même, & miſe par l'endroit le plus épais ſur le trajet de l'artere ; l'autre doit être appliquée en croix ſur la premiere & la troiſiéme en circulaire ſur l'extrémité du moignon : le tout aſſuré par la capeline double qu'on fait avec une bande de cinq ou ſix aulnes de long & trois doigts de large ; poſant le bout du côté interne au-deſſus de l'extrémité du moignon. Commencez à donner deux circulaires autour de la partie qui ſeront ſuivis par deux doloirs, & de-là montant ſur le moignon de

l'épaule, si c'est pour le bras,
& renversez votre jet de
bande ; passez à l'extré-
mité du moignon pour re-
monter sur l'épaule & descendre de nouveau à l'opposite du jet de la bande, pour
faire une croix sur le moignon, & former la capeli-
ne simple. Faites encore
deux tours en sens contraire aux premiers, formant
une autre croix à l'extrémité
du moignon, observant de
bien couvrir les angles, ce
qui donnera la capeline double. Vous passerez ensuite
sous l'aisselle opposée, & re-
viendrez sur le moignon de
l'épaule, en descendant par
un rempart oblique du côté
du moignon.. Là, commen-
cez par un circulaire : mon-

tez par de petits doloires jufqu'à l'épaule. S'il vous refte
de la bande, vous retour-
nerez fous l'aiffelle oppofée
pour revenir à la partie fupérieure du bras y terminer.
La même chofe fe fait pour
l'avant-bras, excepté qu'on
.ne paffe point autour du
corps.

# APPAREIL,

*Pour l'Amputation de la Cuif-*
*fe & de la Jambe.*

LEs mêmes Piéces de l'Ap-
pareil qu'on employe
pour l'amputation de la cuiffe & de la jambe, font à
peu près les mêmes que cel-

les des extrémités supérieures. La différence consiste
en la grandeur, elles doivent être augmentées ou di-
minuées selon la partie & le
sujet. Quant à la capeline,
soit simple ou double; pour
la jambe, après avoir couvert le moignon & formé la
double croix à l'extrémité
du moignon, on donnera
un circulaire autour de la
cuisse, & un autre circu-
laire autour du moignon;
on montera par petits do-
loires pour terminer la bande à la partie inférieure de
la cuisse. Si c'est pour l'amputation de la cuisse, on
observera la même regle,
avec cette distance que, au
lieu de descendre pour don-

ner des doloires après qu'on aura fait les renversés, il faut pour assurer votre bandage, passer deux fois autour du corps, & revenir sur les renversés en descendant par un rempant oblique, donner deux circulaires sur le moignon ; pour monter de suite par doloires, & de rechef aller autour du corps & venir terminer la bande au haut de la cuisse. Cette bande aura trois aulnes de plus que celle des autres amputations. La partie sera mise sur un oreiller en une situation commode.

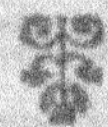

# DE LA CAPELINE

*A deux Chefs pour les mêmes Opérations.*

ON se sert peu de la capeline à deux chefs pour l'amputation d'un membre, cette méthode étant plus embarassante que celle à un chef ; cependant je crois qu'elle pourroit convenir lorsqu'on est obligé de transporter le malade fort loin, surtout après l'amputation de la cuisse. Pour faire cette capeline, on a une bande de huit aulnes de long, & quatre travers de doigts de large roulée en deux globes, dont l'une contiendra trois aulnes, & l'autre le reste. Vous en prenez un de chaque main, après avoir appliqué l'Appareil décrit ci-dessus; commencez d'appliquer le plein de la bande à l'extrémité du membre coupé; montant du côté d'en haut, & les croiser. Pour les engager l'un sous l'autre, si c'est au bras, vous faites passer le globe le plus grand sous l'aisselle opposé, si c'est à la cuisse, vous le faites passer autour du corps, tandis que vous renversez l'autre sur le moignon. Vous continuez alternativement plusieurs renversés; pendant que vous les engagez l'un sous l'autre, faisant passer un globe autour

tour de la ceinture. Après
avoir formé une double
croix sur l'extrémité du moignon, vous montez par do-
loire avec le petit globe, &
l'arrêtez avec une épingle.
L'autre chef sera terminé
autour du corps.

---

# APPAREIL

*Pour l'Extirpation du bras,
ou l'Amputation dans l'Article.*

IL n'est pas toujours possible de mettre en pratique
l'amputation du bras dans
son corps, soit parce que
l'artere brachiale est ouverte
trop haut, ou par quelque

S

autre maladie qui la rend ab-
folument impraticable ; ce
qu inous oblige à couper le
membre dans fon articula-
tion avec l'omoplate.

Quelques - uns commen-
cent par une forte ligature
aux vaiffeaux brachiaux. Ils
procedent enfuite aux inci-
fions qu'il convient de faire,
jufqu'à ce qu'on ait tiré la
tête de l'os hors de fa cavité
pour faire une feconde ligature. Après on acheve
l'opération, on renverfe les
lambeaux pour les rappro-
cher, deffus on applique des
lambeaux de linge , deux
bonnes compreffesquarrées,
une demi Croix de Malthe ;
le tout s'affure par la capeline à deux chefs qu'on exé-

cute avec une bande de sept
ou huit aulnes de long &
trois doigts de large, roulée
en deux globes ; un d'une
aulne & demi, l'autre du reste de la bande. L'application sera faite sur la maladie, allant croiser sous l'aif-
selle opposée, & revenant
sur les compresses que vous
venez d'appliquer. Là, vous
renversez de bas en haut le
petit globe, pendant qu'avec
le grand, un Ayde fait le
tour du corps pour monter
obliquement sur le moignon
de l'épaule du côté malade,
y engager le petit globe, &
le renverser sur le champ,
tandis que l'Aide continuë
d'aller & venir, tantôt sous
l'aiffelle, tantôt sur le moi-

gnon de l'épaule, jusqu'à ce
que tout le petit globe soit
employé en renversés, ob-
servant de les ranger en *côte
de Melon* ; l'autre globe sera
terminé autour du corps par
des Circulaires.

# FIN.

## APPROBATION.

J'AY lû par ordre de Monseigneur le Chancelier, un Manuscrit intitulé : *Traité des Bandages & Appareils*, & je n'y ai rien trouvé qui puisse en empêcher l'Impression. A Paris, le 23. Avril 1746. MORAND.

## PRIVILEGE DU ROY.

LOUIS par la Grace de Dieu, Roy de France & de Navarre, à nos amés & feaux Conseillers, les Gens tenans nos Cours de Parlement, Maîtres des Requêtes ordinaires de notre Hôtel, grand Conseil, Prevôt de Paris, Baillifs, Sénéchaux, leurs Lieutenans Civils, & autres nos Justiciers qu'il appartiendra; SALUT, notre bien amé CHARLES-MAURICE D'HOURY, Pere, Imprimeur-Libraire à Paris, Adjoint de sa Communauté, & seul Imprimeur-Libraire de notre très-cher & très-amé Oncle Louis Duc d'Orleans, premier Prince de notre Sang, Nous a fait exposer qu'il desireroit imprimer & donner au Public un Ouvrage qui a pour titre : *Traité des Bandages & Appareils,* s'il nous plaisoit lui accorder nos Lettres de Permission pour ce nécessaires ; A ces Causes, voulant favorablement traiter l'Expofant, nous lui avons permis & permettons par ces Préfentes, d'imprimer ledit Ouvrage en un ou plusieurs Volumes, & autant de fois que bon lui semblera, & de le vendre, faire vendre & debiter par-tout notre Royaume pendant le tems de trois années confécutives, à compter du jour de la datte des Préfentes ; faifons défenfes à tous Libraires, Imprimeurs & autres perfonnes, de quelque qualité & condition qu'elles foient, d'en introduire d'impreffion étrangere dans aucun lieu de notre obéïffance, à la charge que ces Préfentes feront enregiftrées tout au long fur le Regiftre de la Communauté des Libraires & Imprimeurs de Paris, dans trois mois de la datte d'icelles, que l'impreffion dudit Ouvrage fera faite dans notre Royaume, & non ailleurs, en bon papier & beaux caracteres, conformément à la feuille imprimée, attachée pour modele fous le contrefcel defdites Préfentes, que l'Impétrant fe conformera en tout aux Réglemens de la Librairie, & notamment à celui du 10 Avril 1725, qu'avant de

l'expofer en vente , le Manufcrit qui
aura fervi de Copie à l'impreffion dudit Ouvrage , fera remis dans le même
état où l'Approbation y aura été don-
née , ès mains de notre très-cher & féal
Chevalier le Sieur Dagueffeau , Chancelier de France , Commandeur de nos
Ordres ; & qu'il en fera enfuite remis deux Exemplaires dans notre Bí-
bliotéque publique , un dans celle de
notre Château du Louvre , & un dans
celle de notre très-cher & féal Chevalier le Sieur Dagueffeau , Chancelier
de France , le tout à peine de nullité des
Préfentes ; du contenu defquelles vous
mandons & enjoignons de faire jouir
ledit Expofant ou fes Ayans caufes plei-
nement & paifiblement , fans fouffrir
qu'il leur foit fait aucun trouble ou em-
pêchement ; Voulons qu'à la copie defdites Préfentes , qui fera imprimée tout
au long au commencement ou à la fin
dudit Ouvrage , foi foit ajoutée comme à l'Original ; Commandons au premier notre Huiffier ou Sergent fur ce
réquis de faire pour l'exécution d'icelles tous actes requis & néceffaires , fans
demander autre permiffion , & nonob-
ftant clameur de haro , Charte Nor-
mande , & Lettres à ce contraires ; Car
tel eft notre plaifir. Donné à Paris

le vingt-sixiéme jour du mois de May,
l'an de Grace mil sept cens quarante-
six, & de notre Regne le trente-unié-
me Par le Roy en son Conseil,
SAINSON.

*Regiſtré ſur le Regiſtre X I. de la Cham-*
*bre Royale des Libraires & Imprimeurs de*
*Paris N. 634. Fol. 560. conformément aux*
*anciens Reglemens confirmés par celui du*
*25 Février 1723. A Paris le 4 Juin 1746.*

VINCENT, Syndic.